약 권하는 사회

약 권하는 사회

발행일	2015년 7월 30일			
지은이	박 창 범			
펴낸이	손 형 국			
펴낸곳	(주)북랩			
편집인	선일영	편집	서대종, 이소현, 이은지	
디자인	이현수, 윤미리내, 임혜수	제작	박기성, 황동현, 구성우, 이탄석	
마케팅	김회란, 박진관, 이희정, 김아름			
출판등록	2004. 12. 1(제2012-000051호)			
주소	서울시 금천구 가산디지털 1로 168, 우림라이온스밸리 B동 B113, 114호			
홈페이지	www.book.co.kr			
전화번호	(02)2026-5777	팩스	(02)2026-5747	
ISBN	979-11-5585-654-3 03510 (종이책)	979-11-5585-655-0 05510 (전자책)		

이 도서의 국립중앙도서관 출판예정도서목록(CIP)은 서지정보유통지원시스템 홈페이지(http://seoji.nl.go.kr)와
국가자료공동목록시스템(http://www.nl.go.kr/kolisnet)에서 이용하실 수 있습니다.
(CIP제어번호 : CIP2015020321)

현직 의사가 밝히는
제대로 치료받기 위한 의료 사용 설명서

약 권하는 사회

박창범 지음

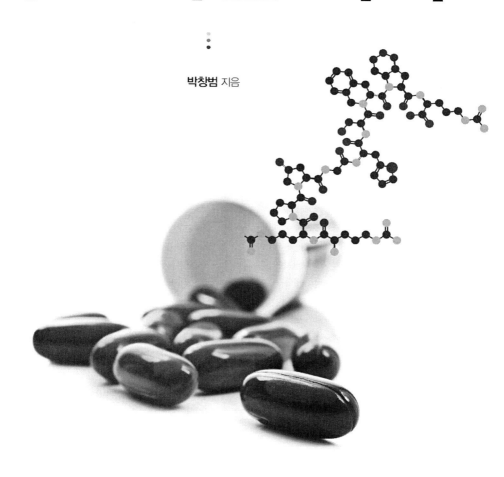

북랩 book Lab

머리말

　우리는 자본주의 사회에 살고 있다. 우리는 몸이 아파야 병원에 가서 검사도 하고 약도 먹는다고 생각하지만, 사회는 경제활성화라는 명목하에 몸이 아프지 않아도 병원에서 검사를 하고 건강해도 몸에 좋다는 약이나 건강식품 먹기를 권하며, 살을 빼고 더 예뻐지기 위하여 수술을 받으라고 은근슬쩍 떠밀고 있다.

　TV나 인터넷에는 비슷한 얼굴 생김새의 8등신 몸매를 한 연예인들이 연예방송 프로그램을 점령하고 있고, 의료 정보 예능프로그램에는 의사들이 출연하여 의료와 관련된 갖가지 정보를 쏟아내고 있다. 그 중 일부 프로그램은 정확하고 객관적이지만, 많은 경우 의료 소비자들에게 질병에 대한 막연한 공포를 심어주거나 검증되지 않은 치료법으로 대중들을 현혹하는 광고성 또는 홍보성 내용들로 넘치고 있다.

　더욱이 방송에 나오는 의사들은 병원에서나 입어야 할 신성한 가운을 입고 나와 검증되지 않는 시술이나 건강기능식품을 아무거리낌 없이 홍보하고 있다. 이와 더불어 보험회사들은 의료비 걱정을 덜어주려고 온종일 암보험 및 실손보험 광고를 TV나 홈쇼핑에 내보내고 있고, 건강기능식품과 건강보조식품들은 명확한 근거도 없이 무조건 몸에 좋다고 하며 온종일 여기저기서 소비자들을 유혹하고 있다. 하지만 이를 규제하여야 할 당국은 의료와 관련된 산업을 보호 및 육성하기 위한다는 명목으로 과장광고로 인한 여러 부작용 및 피해에 대하여 팔짱만 끼고 있다.

이런 현재의 상황에 대하여 객관적이고 정확한 사실을 전달하여 의료소비자들의 현명한 소비에 도움이 되고자 이 글을 집필하기로 마음먹었다.

이 책의 저자가 현직 내과의사로서 환자들에게 많이 받았던 질문들이나 인터넷, 신문 및 방송 등에서 보거나 들었던 내용, 그리고 의사로서 겪은 일이나 하고 싶었던 이야기들을 솔직하면서 의료소비자의 입장에서 쉽게 설명하려고 노력하였다. 책 전반부는 주로 약물 및 건강기능식품들과 관련된 내용으로 환자들에게 많이 받았던 질문들을 위주로 정리하였고 후반부에서는 진료를 하면서 느끼고 생각되는 내용 위주로 정리하였다.

짧은 글쓰기에 익숙한 저자가 이렇게 긴 글을 쓰다 보니, 이것이 얼마나 무모한 도전이었는지를 뼈저리게 느끼기도 했지만 재미있는 경험이기도 했다. 내가 아는 바 최선을 다해 객관적으로 쓰도록 노력하였으나 세부 내용에 대하여는 의견이 다를 수 있고 내가 틀릴 수도 있다는 것을 충분이 알고 있다. 이에 대한 건전한 비판과 토론은 우리를 더욱 풍요롭고 다양하게 할 수 있다고 믿기에 이 책을 읽은 분의 많은 의견을 부탁드린다.

이 책을 만드는 데 도움을 주신 많은 분께 감사의 인사를 드리며 특히 이 책을 만드는 데 조언을 아끼지 않고 묵묵히 도와준 사랑하는 나의 아내에게 진심으로 고마움을 전한다.

상일동에서
박창범

목차

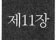

제11장

월남전 참전, 고엽제와 현재

제12장

의료사고에 대처하는 법

제1장

비싼 약이 과연 좋은 약인가

사례 ①

중년의 여자 분이 외래를 방문하였다. 환자는 최근에 시행한 건강검진에서 혈압이 높다는 의견을 듣고 약물치료가 필요한지 여부를 확인하기 위하여 내원하였다고 하였다. 진료실에서 혈압을 측정해 보니 정상보다 높게 나와 고혈압으로 진단이 가능했다. 이에 대하여 약물치료가 필요하다고 설명하고 약을 처방하려고 하는데, 환자는 대뜸 "좋은 약으로 써주세요. 가격은 얼마라도 상관없어요."라고 말하였다. 환자 분의 모습을 보니 옷도 반듯하게 입으시고 경제적으로 여유가 있는 듯이 보여 현재 시중에서 판매되고 있는 고혈압 약 중에서 비교적 가격이 비싼 고혈압 약으로 처방하였다. 한 달 후 외래에서 측정한 혈압은 정상 범위 내에서 잘 유지되고 있다.

사례 ②

한 70대 남자 환자 분이 버럭 화를 내면서 외래를 방문하였다. 그 분은 방금 전 외래에 방문하여 고혈압에 대한 처방전을 가지고 약국에 다녀와서는 너무 비싸다고 불평을 하려고 오신 것이었다. 이 환자 분의 부인도 고혈압 약을 다른 의사에게 처방받고 있고 3개월에 한 번씩 병원을 다니면서 약값 및 약사 조제료를 포함하여 5천 원 정도를 냈는데 왜 나는 1만 5천원 정도를 내야 하는가 항의를 하는 내용이었다. 환자 분은 은퇴하시고 자식들에게 용돈을 받아서 쓰고 있는데, 아마도 이 정도의 비용도 부담이 되셨을 것으로 생각되었다. 저자는 환자 부인이 무슨 약을 처방을 받았는지 확인하고 비슷한 약으로 처방하였다. 환자 분은 이후 바뀐 처방전에 따라 약을 받으셨고 이 약에 대한 특별한 부작용도 보이지 않고 혈압도 비슷하게 정상 범위에서 잘 유지되고 있다.

고혈압약, 선택할 때 유의사항

2011년[1] 우리나라 30세 이상 성인에서 고혈압은 남자는 1/3 정도, 여자는 1/4 정도인 것으로 조사되었다. 이는 연령이 증가함에 따라 증가하여, 50세 이후부터는 남녀 모두 약 50% 정도가 고혈압인 것으로 추정되고 있다.

고혈압은 치료하지 않을 경우 뇌경색(일반적으로 '풍'이라고 알려져 있으며 뇌혈관이 막혀서 발생하는 질병), 심근경색이나 협심증(심장에 혈액을 공급하는 관상동맥이 좁아지거나 갑자기 막히는 질환), 심부전(심장의 수축 기능이 상실되는 질환), 신부전(신장의 혈액을 거르는 기능이 상실되는 것으로 심한 경우는 인공투석을 시행하여야 할 수도 있다), 사지혈관폐색질환 등 여러 합병증이 발생할 수 있으므로 반드시 치료를 하여야 하는 질병이다. 현재까지 고혈압을 없애는 근본적인 치료는 존재하지 않는다. 따라서 고혈압을 치료하는 목표는 혈압을 정상적인 범위 내로 유지하여 고혈압으로 인한 합병증을 예방하는 수준에 그친다.

먼저 혈압이 많이 높지 않은 경우는 처음부터 혈압을 떨어뜨리는 고혈압 약을 사용하여 혈압을 조절하는 것보다는 운동하고, 체중을 줄이고, 담배를 끊고, 짠 음식을 먹지 않는 등의 생활방식을 바꾸는 시도부터 하게 된다. 하지만 그래도 혈압이 조절이 안 되거나 병원 방문 당시 애초부터 혈압이 매우 높다면 약물치료를 우선적으로 고려한다.

문제는 고혈압 약의 경우 건강보험에 등록된 약만 해도 수백 가지이며 같은 성분의 약이라도 가격은 각 제약회사마다 천차만별이라는 점이다. 최근에는 의료 수가 개정을 통해 그 차이가 상당히 줄어들었지만, 우리나라의 경우는 상품명 처방을 시행하고 있어 의사가 처방전에 처방약의 상품명 및 제약회사의 이름을 지정하기 때문에 그 선택은 수백 가지에 이를 수 있다.

그렇다면 어떤 종류의 고혈압 치료제를 어떻게 복용하여야 하는 것이 좋을까? 그리고 과연 비싼 약이 정말로 혈압조절이 잘될까? 최근에 개발된 비싼 신약이 기존의 저렴한 약보다 더 효과가 좋을까?

이에 대하여 상당히 의미 있는 연구가 발표되었다. 이 연구는 2002년 미국에서 미국 연방정부의 자금 지원으로 시행된 연구로, 4만 명 이상이 참가하였고 5년 이상 진행되었다. 이 연구에서는 개발된 지 오래되고 약값이 싼 고혈압 약인 이뇨제와, 비교적 최근에 개발되어 당시에는 가격이 비쌌던 혈압약인 칼슘차단제를 비교하여 혈압 약의 효과 및 안전성을 비교하였다. 즉 최근에 개발된 비싼 혈압약이 생명을 연장시키고 부작용 없이 안전한가를 비교한 연구이다.

놀랍게도 최종 결과는 가장 오래되고 싼 약들, 즉 이뇨제 계열의 고혈압 치료제가 심장마비와 뇌졸중을 줄이는 데 최근에 개발된 고혈압 약과 비슷한 효과를 발휘할 뿐 아니라, 심부전을 예방하는 측면에서는 오히려 신약과 비슷하거나 약간 좋다고 보고되었다. 비용 측면에서도 가장 오래되고 싼 약인 이뇨제가 가장 효과적이었다. 물론 새로 나온 신약들이 여러 동반된 질환을 가진 경우 더 좋은 효과를 보이는 경우도 있다고 전제하고 있지만, 대부분의 사람에서는 혈압을 낮추기 위하여 예전에 개발된 이뇨제가 최근에 개발된 혈압 약과 비교하여 똑같은 효과를 내면서도 더 안전하고 훨씬 싸다고 강조하고 있다.

이에 따라 2003년도 미국 국립보건원(NIH)에서 추천한 가이드라인(JNC7 guideline)[3]에서는 특별히 합병증을 동반하지 고혈압의 경우 고혈압 약으로 오래 전에 개발되어 약값도 수십 원밖에 되지 않는 이뇨제를 우선적으로 추천하였다. 2003년이면 이 가이드라인이 너무 오래되어서 믿을 수 없다고 할지도 모르겠다. 하지만 2014년에 발표된 가이드라인(JNC 8 guideline)에서서도 고혈압에 대한 일차 선택 약으로 동일하게 추천하고 있다. 2013년 유럽[5] 및 한국에서 발표된 가이드라인[6]에서도 고혈압에 대한 일차 선택으로 당뇨와 심장 및 신장질환과 같은 동반 질환이 없는 경우 일차 선택약제로 동일하게 추천되고 있다.

고지혈증 치료지침에 대한 논란

최근에 고혈압과 더불어 주목을 받고 있는 질병 중의 하나는 고지혈증(고콜레스테롤혈증)이다. 30여 년 전만 해도 혈중 콜레스테롤이 주목을 받지 못하였지만 최근에는 건강과 관련된 가장 큰 관심사 중의 하나로 부각되어 건강검진에서 기본적인 체크사항에 포함되면서 일반인들에게 주목을 받고 있다. 하지만 사람들이 오해하는 것 중의 하나는 콜레스테롤이 몸에 무조건 나쁘다고 알고 있다는 것이다. 혈중 콜레스테롤은 무조건 나쁘고 따라서 반드시 없애야 하는 것이 아니다. 콜레스테롤은 우리 몸을 구성하는 필요 요소 중 하나이고 생명 유지에 필수적인 성분이다. 물론 적정 정도보다 콜레스테롤 수치가 높은 경우 심장질환 및 뇌졸중을 유발하는 주요 위험인자 중의 하나이다. 하지만, 당뇨 및 고혈압 등의 심혈관 질환의 기저 위험 질환이 없는 상태에서 단지 콜레스테롤 수치가 높은 것만으로 심혈관 질환의 위험이 증가하는지에 대하여는 명확하지 않다.

현재까지 고지혈증의 원인이 무엇인지 정확하게 알려져 있지 않으며, 고지혈증 치료제는 콜레스테롤이 높은 근본 원인을 없애는 것이 아니라 일시적으로 혈중 콜레스테롤의 수치를 낮추는 작용을 하는 일종의 지질 저하제이다. 따라서 고혈압 약처럼 평생 복용하여야 한다.

고지혈증 치료제 중 대표적인 약이 스타틴(statin)이다. 이는 한 가지 약이 아니라 비슷한 구조를 가지고 비슷한 효능을 보이는 약의 통칭이다. 스타틴은 간에서 지질대사脂質代謝에 관계된 효소를 억제시켜 혈중 지질을 낮추는 약으로 이 세상에서 상업적으로 판매되기 시작한 것은 1987년이었고, 이후 많은 스타틴 제제들이 개발되었다.

그런데 콜레스테롤 수치가 유의하게 높지 않더라도 동반된 위험인자가 있다면 약물치료를 하여야 한다는 진료지침이 최근 개정되면서 소위 잠재적 환자 범위가 꾸준히 확대되어 논란이 되고 있다[7].

이런 흐름에 대하여 독립적인 몇몇 보건 단체 사이에서 치료가 필요한 질병 범위를 너무 넓힘에 따라 많은 건강한 사람이 치료 대상이 되었다는 비판이 제기되었다[8,9]. 즉 협심증이나 심근경색과 같은 심장질환을 경험하였거나 심장질환 위험성을 가진 사람에게 스타틴은 삶을 연장하고 재발 방지에 명확히 도움이 되지만 심혈관질환 발생 확률이 상대적으로 낮은 건강한 남성과 여성에게 스타틴을 처방하는 것은 생존기간 및 심혈관질환 예방 효과가 미미하며 잠재적 부작용과 비용 등을 따져본다면 오히려 득보다 실이 클

수 있다는 것이다. 건강한 대다수의 사람들에게는 고지혈증 치료제의 효과가 명확하지 않으며 오히려 식사 습관 개선이나 운동하고 금연하는 등의 생활습관 개선이 더욱 효과적이고 비용도 들지 않는 치료법일 수 있는 것이다. 이에 대다수의 임상의사들은 이 진료 지침에 대하여 의문을 제기하고 있으며 이를 환자에게 직접 적용하고 있지는 않고 있다.

약물의 효과와 가이드라인

임상에서 사용하고 있는 약은 종류가 무수히 많고 효과도 천차만별인 경우도 있지만, 비슷한 효과를 나타내면서 약값은 하늘과 땅 차이인 경우도 많다. 특히 고혈압과 같은 경우 약의 효과가 반드시 약값과 비례하지는 않는다. 고혈압이나 고지혈증 같은 만성 질환의 경우 오랜 기간 약물을 사용하여야 하므로 약물을 선택할 때에 약이 가지는 부작용과 함께 약값도 주요한 요소로서 고려되어야 한다. 환자의 임상상황에 따라서는 병의 진행 및 합병증을 예방하기 위하여 비싼 약을 우선적으로 선택해야 할 경우도 있으므로 환자들은 주치의와 서로 상의하면서 약물을 선택하는 것이 중요하다. 하지만 비싼 약이 무조건 좋은 약은 아니다.

제약회사와 의약품

세계보건기구(WHO)는 2003년에 제약회사의 과도한 판촉을 금지하기를 권유하였다. 현재 우리나라에서는 일반인에 대하여 전문의약품의 직접적 광고는 금지하는 데 반해, 미국에서는 일반인에 대한 약품의 직접적 광고가 허용이 되었고 광고의 형태는 일반적으로 질병 인식 높이기라는 형태를 취하고 있다.

제약회사의 광고가 어떻길래 문제가 되는가? 대부분의 제약회사 광고는 직접적으로 자신들이 생산하고 있는 약품을 선전하지 않고 공익광고와 같은 형태를 보인다. 그 과정에서 건강과 질병에 대하여 왜곡된 정보를 제공할 수 있다는 것이다. 예를 들어 심장질환은 흡연, 앉아서 일하는 생활방식, 불균형한 식사, 비만, 고혈압, 당뇨, 고콜레스테롤 혈중과 같은 많은 위험요소와 연관되어 있다. 하지만 대부분의 경우 이 중 혈중 콜레스테롤과 같이 여러 원인 중 하나에만 초점을 맞추어서 광고를 한다. 여기서 제약회사들은 금연하고, 운동을 하고, 체중을 조절하는 등 생활을 개선하기보다는 약물치료를 우선적으로 하여야 한다는 주장을 간접적으로 하고 있다. 또한 대표적이고 비특이적인 증상 몇 개만 가지고 주요 질병과 관련을 지어서 일반사람들에게 마치 그 병이 걸린 것 같은 공포심을 유발하여 의사를 찾게 만드는 방법도 사용하고 있다.[10] 이런 병에 대한 두려움을 조장하는 소위 공포마케팅을 통해 일반인들이 의사를 찾도록 하여 의사의 진료 수입도 증가하고 제약회사도 약품 시장을 확대하는 의사와 제약회사 간의 부적절한 공생관계를 지속 발전시키기 때문으로 보인다[9].

최근 한국에서의 의약품 소비는 지속적으로 빠르게 증가하고 있다. 이는 약품 가격이 터무니없이 상승한 이유뿐만 아니라 의사들이 점점 더 비싼 약을 많은 환자에게 처방을 하기 때문이다. 이러한 처방들 중 많은 수가 삶의 질을 향상시키거나 연장시키는 데 공헌한 것은 사실이다. 그러나 한편으로 실제로 필요해서라기보다는 제약회사들의 판촉 전략과 이에 편승한 의사들에 의하여 처방이 남용되고 있다는 시각도 있다. 약품 소비의 폭발적 증가는 건강보험료를 급격히 인상시키고 있다. 지난 수십 년 동안 기하급수적으로 늘어난 약품 판매량은 제약 회사들을 가장 수익성 높은 회사중의 하나로 만들고 있다[9,10].

참고

의사들의 약물 선택을 돕기 위하여 미국과 유럽을 비롯하여 우리나라에서도 약물 선택 가이드라인(진료 지침)이 제시되고 있다. 가이드라인이란 각 분야의 최고 전문가들이 당시까지 나온 ˙모든 연구들을 종합하여 가장 합리적인 약물의 선택 방법을 제시하는 것으로, 수년에 한 번씩 개정 및 발표된다. 그리고 많은 의사들은 가장 최근에 나온 이 가이드라인을 공부하며 이를 따르려고 한다.

문제는 가이드라인이 각국의 사정과 의료정책에 의하여 약물의 선택 기준을 다르게 제시하고 있으며, 추천하는 방식이 모호한 경우가 많으며, 모든 의사들이 반드시 가이드라인에 따라서 약물을 선택하는 것은 아니라는 점이다. 이는 의사가 약물을 선택할 때 환자의 임상 양상, 경제상태 및 의사 개인의 선호도에 의하여 종합적으로 판단하여 각각의 환자들에게 약물을 선택하고 있다는 뜻이다.

제2장

오리지널, 제네릭, 바이오시밀러?

사례 ①

60세 남자 환자 분이 약을 받기 위하여 내원하였다. 환자는 1년전 본원에서 협심증으로 관상동맥 스텐트 삽입술을 시행하였고 이후 항혈전제(혈소판 응집을 억제시켜 혈전이 생기지 않게 하는 약)를 지속적으로 복용 중이었다. 의사는 환자에게 약값이 좀 싸질 겁니다 하고 설명한 후 항혈전제를 오리지널에서 제네릭으로 바꿔 처방하였다. 환자는 3개월 후 다시 방문하였고 약을 바꿔도 특별한 문제없이 잘 지내고 약값도 약간 싸져서 좋다고 하였다.

사례 ②

55세 여자 환자 분이 일주일 전 처방받은 약을 가지고 외래로 다시 방문하였다. 환자는 타병원에서 6개월 전부터 고혈압 약을 처방하여 약물 치료를 받다가 다니던 병원이 멀어 우리 병원에서 처방을 받았다. 이전 병원에서 처방한 약과 같은 회사의 약이 없어 환자에게 설명한 후 이전에 처방한 같은 성분의 약으로 바꿔서 처방하였다. 환자는 이전 혈압 약은 혈압 조절이 잘 되었는데 이번 약은 혈압 조절이 잘 안 되는 것 같다고 불평하였다. 환자에게 이전 약은 복제약이고 이번 약은 오리지널 약이니 걱정하지 말라고 달래었다.

오리지널과 제네릭

최근 소비자들을 헷갈리게 하는 약에 대한 개념 중의 하나가 오리지널과 복제약(제네릭)이다. 오리지널 약이란 최초로 개발된 약으로서 특허로 보호되며 특허 기간 동안 물질에 대한 독점권을 보호받는다. 즉 특허권은 일정한 기간 동안 약을 독점적으로 팔 수 있는 권리를 주는 것으로, 의약품의 특허권은 일반적으로 특허 출원일을 기준으로 20년 동안 보장 받는다.

이처럼 독점권을 보장해주는 이유는 신약의 연구 개발과 임상시험 과정에서 오랜 기간과 천문학적인 비용이 들어가기 때문이다. 이런 특허권은 국가 비상사태나 긴급한 상황의 경우 정부가 특허를 강제로 사용할 수 있도록 하는 강제 실시 규정 외에는 침범할 수 없다. 이 독점적인 특허권으로 인하여 소비자(건강보험)는 가격에 대한 협상력이 약하기 때문에 약값이 비싸지게 된다.

이에 비하여 복제약(제네릭)이란 오리지널 약이 특허기간이 끝나 다른 제약회사가 임의적으로 만들어 시장에서 파는 약을 말한다. 복제약의 경우는 약의 화학식만 알면 비교적 쉽게 만들 수 있고, 임상시험을 하지 않거나 소수의 피험자들을 대상으로 생물학적 동등성(생동성) 시험과 같이 부분적으로만 임상시험을 하면 되어 약물에 대한 연구개발 비용이 거의 들지 않기 때문에 약값을 크게 낮출 수 있다.

예를 들어 특허 기간이 끝나지 않았거나 최근에 개발된 혈압 약의 경우 약값이 한 알에 1000원 가까이 되는 경우도 있다. 그런데 특허가 오래 전에 끝난 약의 경우는 한 알에 100원 미만인 경우도 있다.

바이오시밀러

　동등생물의약품(바이오시밀러)라는 것이 최근에 소개되고 있는데, 이는 화학적으로 합성한 물질이 아니라 사람이나 다른 생물체에서 유래된 세포, 조직, 호르몬 등의 유효물질을 이용하여 유전자 재조합 또는 세포배양기술을 통해 분자생물학적 기법으로 개발한 바이오 의약품(생물학적 제제)의 복제약품을 뜻한다. 이 복제 약품은 오리지널 바이오 의약품과 동등한 품목 및 품질을 지니며, 비임상 및 임상적 비교동등성이 입증된 의약품이다. 이는 살아있는 단백질 세포 등을 이용하여 만들기 때문에 구조적 복잡성으로 인하여 특성 분석이 어렵고, 배양 배지(培地), 배양 온도, 배양 크기에 따라 매우 민감하여 오리지널 약품과 일치하는 복제약품을 제조하는 것은 불가능하며 단지 유사한(similar) 복제약품을 개발할 수 있을 뿐이다. 바이오시밀러는 임상시험이 생략되거나 부분적으로만 시행하는 화학적으로 합성된 약(우리가 먹는 일반 약을 생각하면 된다)과 달

리 기본적으로 임상시험을 반드시 시행하여야 한다.[1]

위와 같은 바이오시밀러의 특징상 연구 개발하는 데 많은 시간과 비용이 들지만 일단 성공하면 막대한 이익을 얻을 수 있는 반면, 실패의 위험도는 신약에 비하여 낮아 최근 많은 국내 대기업들이 바이오시밀러 제조에 뛰어들었거나 뛰어드는 것을 고려하고 있다고 한다.

결국, 화학적으로 합성한 복제약과 달리 바이오시밀러는 오리지널제품과 동등한 안전성과 효과 및 적절한 가격 등의 요인이 제품의 성공 여부를 결정할 것으로 보인다.

약값은 결정하는 기준

　그렇다면 건강보험 및 제약회사에서 약값을 결정하는 기준은 무엇일까? 놀랍게도 약품을 생산하는 제조원가는 판매가의 약 6%정도밖에 되지 않는다고 보고된 바 있어[2], 약값을 결정하는 기준은 약을 만드는 제조원가보다는 최근에 개발된 약인지, 아니면 특허 기간이 종료되었는지, 종료된 후 얼마나 시간이 흘렀는지 여부에 따라서 결정이 된다. 일반적으로 개발된 지 오래된 약은 약값이 비교적 싸고, 또한 특허 기간이 끝나고 어느 정도 시간이 지난 약은 수많은 복제약이 시장에 나와 가격이 떨어지는 것이 정상이다.

　미국의 경우 특허 기간이 만료되면 수많은 복제약이 시장에 나와 오리지널 약의 20~30% 정도의 가격에 판매된다[7]. 특수한 경우가 아니면 특허 기간이 종료되면 처방되는 오리지널 약의 상당수가 복제약으로 변경되어 처방되는 경우가 많다. 하지만 우리나라의 경우는 사정이 약간 다르다.

우리나라 건강보험의 약값 책정 체계[3]는 신약의 가격을 기준으로 최초 다섯 번째까지 등록된 복제약의 가격은 신약 가격의 80%, 여섯 번째 이후부터 등록된 복제약의 가격은 기존 복제약 최저가격의 90%까지 받을 수 있도록 보장하는 계단식 구조이다. 이는 국내 제약회사의 적정 마진을 유지하게 하고 국내 제약시장을 보호하기 위하여 시행하였다고 한다.

문제는 이렇게 정책적으로 약값이 결정됨에 따라 복제약의 가격이 잘 떨어지지 않는 특성을 가지게 되는 데 있다. 즉 약효는 비슷하면서도 오리지널약과 복제약, 복제약과 복제약 사이에 약값은 거의 차이가 없다는 뜻이다. 좀 더 자세히 들여다보면, 오리지널약과 똑같은 성분의 복제약이 20% 정도 낮은 가격으로 정해졌다고 하자. 그런데 이 가격은 건강보험에서 약값의 70%를 보조해 주는 것을 고려할 때, 환자의 입장에서는 복제약이 오리지널약과 비교하여 겨우 6%의 가격 인하 효과밖에 보지 못한다. 때문에 약을 처방하는 의사 입장에서 본다면 환자의 경제 사정을 고려하여 복제약을 사용한다는 장점을 잘 느끼지 못한다. 또한 알려지지 않은 제약회사의 약을 처방할 경우 환자들에게 좋은 약을 주지 않는다는 인상까지 심어주게 되어, 오히려 역효과를 가져올 수 있다.

이를 제약회사 입장에서 보면, 치열한 가격 경쟁이 없는 만큼 굳이 약을 싸게 팔 이유도 없게 되는 셈이다. 따라서 국내 제약회사들은 복제약으로 번 돈을 가지고 과감히 10~20년 이상 걸리는 신약개발에 투자하는 등의 연구개발을 하기보다 의사들에게 불법적

리베이트 등의 마케팅 비용으로 사용하는 것이 관행으로 자리잡았다.

이로 인하여 우리나라 건강보험에서 약값에 대한 지출비용이 약 30%나 차지하는데(2001년 23.5%, 2008년 29.4%)[3], 이는 외국의 사례에 비하여 1.6배 높은 것이다. 특히 고령화가 진행됨에 따라 노인의료비가 급격히 늘어 약품비의 증가 속도는 더욱 가파른 상승세가 예상되며, 이는 건강보험 재정에 큰 압박요인이 되었다. 최근 정부에서도 이에 대한 불합리성을 느껴 2012년부터 특허가 만료된 오리지널약 및 복제약의 약값을 같은 가격(특허신약의 53.555%)로 통일하여 가격을 내리기로 하였다[4]. 이로 인하여 다른 약으로 대체 가능한 약품은 평균 21%, 전체 약값 평균으로 보면 14% 정도 인하시키는 효과를 보였다.

하지만 이 조치의 문제점은 특허가 만료된 오리지널약과 복제약의 약값을 똑같이 인하시켜 가격을 동일하게 만들었다는 데 있다. 오리지널 약은 기존의 특허기간 동안 안전성과 효과가 여러 연구에서 입증되었고, 그 기간 동안 계속 처방하였던 경험이 있는 의사들은 그에 대한 부작용 등을 비교적 잘 안다. 때문에 독점적인 처방권을 가진 의사들에 대한 브랜드 파워가 월등하다.

이에 비하여 복제약은 약값이 싸지도 않고 원료를 어디서 들여왔는지도 알 수 없다. 게다가 이전의 약물에 대한 생물학적 동등성 시험을 위조하여 약대 교수가 벌금형을 받는 사례[5]까지 있어, 대부분의 의사들은 복제약의 효과 및 안전성에 대한 신뢰도가 높지 않다. 또한 환자들도 당뇨나 고혈압과 같이 약을 오랫동안 복용한 경우는 자기가 현재 먹고 있는 약에 대하여 아는 경우가 많은데, 이런 환자들 사이에서는 유명한 약에 대한 선호도가 높다. 따라서 만약 가격이 같고 의사에게 부수적인 이익이 없다면 환자들에게 약을 처방할 때 특허기간이 만료되었더라도 오리지널약을 많이 처방하는 것은 당연한 결과일 것이다.

참고로 약가 인하 이후 상장제약기업의 2012년 3분기 당기순이익은 전년대비 24.7% 감소하였고 매출액순이익율도 감소하였다[6]. 또한 2011년과 비교하여 2014년 국내 상위 20개 제약사의 처방 실적은 10.9% 감소한 반면, 다국적 제약사 상위 20곳의 처방 실적은 4.6% 증가하였다는 조사 결과가 있다[8].

우리나라에서도 복제약의 품질을 통제하기 위하여 1994년에 의약품을 제조하는 장소의 구조설비 및 구입, 보관, 제조, 포장, 그리고 출하까지 모든 공정을 관리하는 조직적이면서 체계적인 규정을 KGMP를 마련하였다. 이에 따라 선진국 수준의 시설기준과 인력을 충원토록 조치하였고 원료에서 생산공정, 품질관리, 판매에 이르기까지 정부의 통제와 심의를 받고 있다. 이와 함께 생물학적 동등성 시험(임상시험)과 약효 동등성 시험을 거쳐야 허가 및 시판이 되도록 하였다.

하지만 이것만으로는 의사와 의료소비자의 신뢰를 얻기는 아직 부족하다. 미국의 경우 복제약이 허가받은 이후에도 모니터링 활동을 지속하며 미국 식약청에서 주도적으로 오리지널약과 복제약의 비교연구를 진행하기도 한다. 우리나라에서도 진료를 담당하는 임상 의사들에게 복제약의 효과와 안전성에 대한 의문을 해소하기 위하여 생동성시험뿐만 아니라 사후 재검증을 할 수 있는 여러 제도적 장치에 대하여 고민할 필요가 있다. 또한 이번에 가격을 낮추었지만 2010년 국내 복제약 가격 수준은 오리지널 대비 72.5%수준으로[10] OECD 국가들과 비교하여 아직도 높은 편이다. 이 역시 다른 국가의 가격 수준으로 충분히 낮추도록 노력하여야 한다.

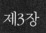

제3장

아스피린, 오메가-3
그리고 약 권하는 사회

사례 ①

63세 여자 환자 분이 고혈압으로 외래에 다니고 있다. 환자는 건강에 대하여 관심이 많으며 현재 고혈압에 대하여 한 가지 약을 먹고 있다. 환자는 친구들 중에는 혈압 약과 더불어 아스피린을 처방 받는 분이 많은데 왜 자기는 아스피린을 처방해주지 않는지와 아스피린을 먹는 것이 좋은가에 대하여 외래에서 상담하였다.

아스피린

통계청에 따르면 2011년 심장 및 뇌혈관 질환으로 인한 사망이 전체 사망의 21.6%로 사망 원인 1위인 암의 27.8%에 이어 2위를 차지하였다.[1] 또한 심혈관 질환으로 인한 건강보험 진료비는 연평균 12.3%씩 증가하고 있으며, 2010년 건강보험 진료비 중 7%가 심혈관 질환에 지출되었다. 이는 급속한 노령화 및 생활습관의 변화로 고혈압, 당뇨, 고지혈증 등 심장 및 뇌혈관 질환과 관련된 선행 질환이 증가하였기 때문으로 생각된다.

미국의 경우 심뇌혈관 질환이 사망 원인 1위를 차지했으며, 2011년 전체 사망자의 1/3인 약 80여만 명이 심뇌혈관 질환으로 사망하였다.

이런 심뇌혈관 질환이 증가함에 따라 질병에 대한 경제적 부담도 증가하여 보건의료 비용과 생산성 상실로 인한 비용을 포함한 직간접비용은 3,201억 달러에 달한다고 보고하였다.[2] 2004년도 우리나라 심뇌혈관 질환의 요양급여 비용은 1조5천억 원이었고, 이 질환에 의한 사회 및 경제적 비용은 5조4천억 원까지 추산되고 있다.[3]

아스피린은 우리가 아는 바와 같이 해열 진통 작용을 가질 뿐 아니라 혈소판 응고로 인한 혈전(피떡)의 형성을 억제시키는 약리 작용도 가지고 있다. 따라서 혈전형성과 관련이 있는 심근경색, 협심증 등의 관상동맥 질환, 심방세동 등의 심장부정맥 및 뇌졸중과 같은 뇌혈관 질환을 가진 경우 재발을 예방하기 위하여 아스피린을 복용할 것을 권고하고 있다. 하지만 최근 들어서 심혈관 및 뇌혈관 질환과 관계된 기저질환이 없는 건강한 사람도 예방적으로 아스피린을 먹는 것이 좋을까에 대하여 외래에서 많은 환자들로부터 문의를 받고 있다. 최근에 발표된 연구결과를 자세히 들여다보면 그 해답을 얻을 수 있을 것이다.

최근에 미국 하버드대학병원에서 건강한 여성에서 아스피린의 예방적 효과에 대한 논문을 발표하였다.[4] 45세 이상의 건강한 간호사와 병원종사자를 무작위로 선정하여 아스피린과 위약(가짜약)을 한 번씩 투여하여 10년간 예후를 분석한 결과 아스피린을 복용하였지만 심근경색, 뇌졸중 및 심장질환으로 인한 사망률을 줄이지 못한 것으로 나타났다. 오히려 아스피린을 사용한 환자들에서 위 및 십이지장에서 출혈 등의 합병증이 약 1/5에서 증가하였고, 수혈이 필요할 정도로 심한 출혈은 40%나 증가하였다. 또한 위궤양, 십이지장궤양도 약 1/3 정도 증가하였다. 따라서 45세 이상의 모든 여성에서 아스피린을 투여하는 것은 추천하지 않는다고 보고하였다.

그렇다면 건강한 남자들은 아스피린을 주기적으로 복용하는 것이 어떨까? 최근에 건강한 남성에서 아스피린의 심혈관 질환 예방 효과에 대한 연구를 발표하였다[5]. 1989년 건강한 미국 남성 의사를 대상으로 5년간 진행한 결과, 아스피린 복용은 주로 50세 이상에서 44% 정도의 심근경색을 감소시켰다. 하지만 아스피린 복용으로 인한 위궤양, 십이지장 궤양 발생이 약간 증가하였으며, 수혈을 요하는 출혈도 71% 정도가 증가하였다. 따라서 건강한 중년남성이라면 굳이 아스피린을 먹을 필요는 없을 것으로 보인다고 결론 내렸다.

최근 일본에서 60세 이상을 대상으로 당뇨, 고혈압, 고지혈증을 가졌지만 심장질환을 가지지 않은 1만 4천여 명을 대상으로 아스피린을 사용하였을 때 예방적 효과가 있는지를 평균 5년간 추적조사한 결과가 발표되었다[6]. 이 연구에서 아스피린을 사용하였지만 치명적인 뇌경색이나 심근경색을 줄이지 못한 반면 위궤양, 식도염 등 아스피린의 합병증은 유의하게 아스피린을 사용한 군이 많이 발생하였다. 결론적으로 당뇨, 고혈압, 고지혈증을 가졌더라도 심장질환이 없는 않은 경우는 아스피린을 반드시 사용할 필요는 없을 것 같다.

그렇다면 이전에 심혈관 질환을 가진 경우는 어떠한가? 이전에 고혈압, 고지혈증, 비만, 당뇨, 심근경색을 앓았던 심혈관계 고위험군의 환자들에게 아스피린을 사용한 경우[7,8] 심혈관 질환과 관련된 사망률을 44%나 감소시켰다. 또한 심근경색, 뇌졸중, 협심증, 일과성 뇌허혈증(transient ischemic attack, TIA), 하지 동맥 폐쇄증, 심혈관 중재시술 등의 여러 관련된 합병증도 1/3이나 감소시켰다. 하지만 위궤양, 십이지장 궤양 등의 아스피린과 관련된 부작용도 6.9%에서 나타났다. 따라서 위와 같이 동반 질환이 있는 경우 아스피린이 좀 더 확실한 예방효과가 있어 복용을 권하고 있지만 위와 같은 아스피린과 관련된 합병증이 발생하는지 반드시 주의해서 지켜보아야 한다고 보고하였다.

요약하자면 모든 건강한 성인에서 아스피린을 예방적으로 복용하는 것을 권하지 않는다. 다만, 흡연, 고혈압, 고지혈증, 관상동맥 질환의 가족력, 당뇨 등의 위험인자를 여러 개 가진 50세 이상의 남성 및 60세 이상의 여성인 경우에서만 심혈관 질환 및 뇌졸중 예방을 위하여 아스피린을 복용하는 것을 추천하고 있다. 만약 아스피린을 예방적으로 사용하기 원하는 경우 의사와 상의하여 현재 자신의 심혈관 및 뇌경색의 위험도를 평가 받고 아스피린의 효과 및 부작용에 대하여 충분히 설명을 듣고 난 다음에 사용 여부를 결정하는 것이 좋을 것으로 생각된다.

오메가-3

최근 건강에 대한 관심이 증가하면서 오메가-3도 건강기능식품의 하나로 관심을 받고 있다. 그린란드 에스키모 인이 채소를 거의 먹지 않지만 덴마크 사람들과 비교하여 심근경색 및 동맥경화유발 혈중 지질이 낮게 나타났고 이는 해양 오메가-3 지방산이 풍부한 음식을 많이 먹었기 때문이라는 연구 결과를 발표[9]한 것이 오메가-3의 기원이 되었다.

오메가-3는 우리 몸이 합성하지 못하고 음식으로 섭취해야 하는 필수 불포화지방산으로, 식물에서 나오는 ALA 및 동물에서 유래하는 DHA, EPA 등의 물질을 말한다. ALA는 호두, 대두, 아마씨, 유채씨 등이 함유한다고 알려져 있고, DHA, EPA는 고등어, 송어, 연어 등의 생선에 많이 있다고 알려져 있다. 우리가 구할 수 있는 오메가-3는 생선에서 추출하여 캡슐 형태로 만들어 시장에서 판매되고 있다.[10]

오메가-3는 건강기능식품 시장에서 인기품목 중의 하나로서 식품의약품안전처(이하 식약처)에 따르면 2008년 오메가-3 보충제의 생산액은 266억 원에서 2012년 497억 원으로 그 소비량이 큰 폭으로 증가하고 있다[1]. 현재 오메가-3는 미국에서는 중성지방이 높은 환자에서 치료 목적으로 사용하는 것만 허가하는 반면, 우리나라에서는 중성지방이 높은 경우 및 급성심근경색이 발병한 후 이차 발생의 예방 목적으로 사용하는 것까지 허가하여 건강보험에서 처방을 받아 복용할 수 있다.

오메가-3가 체내에서 어떻게 작용하는지는 잘 알려져 있지 않지만, 혈중 중성지방 농도를 낮추고, 치명적인 부정맥을 줄이며, 혈압 강하 및 혈소판 응집을 억제시키는 것으로 알려져 환자 및 일반인들이 선호하는 건강보조식품으로 인기를 얻고 있다. 하지만 최근에 오메가-3의 이런 심혈관 질환 예방 효과에 대하여 의문이 제기되는 연구 결과들이 지속적으로 발표되고 있다.

최근 국립암센터 명승권 박사가 심혈관 질환을 가진 고위험 환자에 대해 이전에 발표되었던 연구 결과들을 취합해 분석하여 발표한 연구 결과에 따르면,[12] 오메가-3를 복용하여도 심혈관 질환으로 인한 사망, 급성심근경색, 뇌경색 등을 예방하는 데 효과가 없다고 보고하였다.

하물며 높은 심혈관 질환 위험을 가진 경우에도 오메가-3가 심혈관 질환 재발예방 효과에 대하여 의문이 제기되고 있는 상황에서, 심혈관 질환의 위험도가 높지 않은 건강한 사람들에게 오메가-3의 효과가 있는지는 더욱 명확하지 않다. 즉 건강한 사람에게 오메가-3는 치료제가 아닌 단지 건강보조식품에 불과할 뿐인 셈이다. 또한 알약으로 만들어진 오메가-3의 경우 생선 기름을 정제한 후에 가공한 것으로 오염된 생선 기름을 사용한 경우 수은이나 살충제 등에 오염되어 있을 수 있다는 우려[13]가 제기되고 있다. 따라서 오메가-3에 대해 세간에 알려진 약효 및 성능을 너무 믿을 필요는 없다.

현재 식약처에서 권장하는 오메가-3의 하루 섭취량은 0.5~2.0g으로 일주일에 2, 3회 생선을 먹으면 일일 섭취 권장량인 500mg 이상을 섭취할 수 있다[14]. 따라서 생선을 많이 먹는 우리나라에서는 특별한 이유 없이 추가적으로 알약으로 만들어진 오메가-3 지방산을 먹을 필요는 없다고 생각한다.

천연 원료 비타민

최근 모 회사가 천연 원료 비타민을 시장에 내놓으며 톱스타 여배우를 내세워 '천연 원료 비타민이 아니면 먹지 않는다'는 자극적인 문구를 삽입하며 대대적으로 광고하고 있다. 그런데 이 제품은 기존의 합성비타민 제품보다 2~3배 비싸게 판매되고 있다.

이 제품은 제품 출시 당시 '천연'이라고 표기한 것이 문제되어 '천연 원료'라고 수정 조치를 받았다[5]. 이 제품은 적지 않은 매출 성과를 올렸지만 합성비타민과의 효능 논란을 일으키며 국내 건강기능식품 시장에 뜨거운 감자로 떠올랐다. 과연 천연 원료 비타민은 일반적인 합성비타민에 비하여 약효나 안전성이 우월할까? 결론부터 말하면 그렇지 않다.

일반적인 합성비타민은 주로 석유화합물을 전기적 또는 화학적 분해 공정을 가한 후 합성물을 첨가해 생산된다. 이와 비교하여 천연 원료 비타민은 천연 원료만으로 제품을 생산한다고 광고하고 있는데, 여기서 '천연'이라는 어감이 주는 안전하다는 인식을 소비자가 선호하기 때문일 것이다. 그런데 이들 제품이 과연 천연이라고 불릴 수 있을까?

식약처의 건강기능식품 표시 기준에 따르면 '천연'이라는 표시는 어떠한 인공첨가물이나 합성성분이 제품에 포함되어 있지 않고, 비식용 부분의 제거나 최소한의 물리적 공정 이외의 공정을 거치지 아니한 건강기능식품의 경우에만 표시가 가능하다고 규정되어 있다[16].

따라서 시중에 유통되는 어떠한 비타민제제도 천연비타민이라고 할 수 없고 단지 천연 원료 비타민인 셈이다. 천연 원료에서 비타민을 가공하는 것은 수율이 낮고 비타민 제품으로 만들어지기 위해서는 필연적으로 가공 과정을 거쳐야 하므로 여러 합성화합물이 첨가될 수밖에 없고, 그 주요 성분의 농도도 낮을 수밖에 없다.

위에서 소개한 상품의 경우도 식물추출물을 정제 형태로 만들기 위해 사용한 부형제가 합성첨가물이므로 100% 천연이라는 기준에 부합되지 않았고, 단지 이 부형제 이외의 모든 원료가 천연추출물이어서 천연 원료 비타민이라는 신조어로 수정된 것으로 전해진다. 게다가 천연비타민은 투입한 원료에 비하여 생산량이 매우 적어 천연연료와 합성비타민을 섞은 제품인 경우도 있다. 또한 합성비타민과 천연 유래 비타민이 효과 면에서 차이가 있는지에 대해서도 전혀 검증되지 않았다.

미국의 한 연구에 의하면 천연비타민과 합성비타민이 인체에 미치는 영향은 같다고 보고하였다[16]. 즉 어떠한 과정을 거쳐 생산되

느냐에 상관없이 같은 화학구조라면 그 효능은 동일한 것이다. 단지 합성비타민은 더 낮은 가격으로 대량생산하였을 뿐이다. 이에 대하여 흡수율이 낮다는 등으로 폄훼하는 것은 사실을 호도하는 것이다.

천연 원료의 비타민이 기존의 합성비타민보다 흡수율이 좋다는 것도 천연 과일이나 채소 등을 통해 섭취하는 경우에만 성립한다. 천연 원료임을 강조하는 것은 웰빙 바람을 타고 나타나는 일종의 프리미엄 마케팅일 뿐이다. 비타민을 선택하는 경우는 평소의 자기 식습관에 따라 경제적 형편에 맞게 적절히 선택하면 된다. 너무 맹신할 필요는 없다.

비타민C의 경우 특정 선진국 국가를 원산지로 내세워 프리미엄 비타민을 강조하는 광고가 TV에 나오곤 한다. 그러나 비타민의 품질을 평가하는 데 가장 중요한 것은 역시 어떤 공정과 과정을 거친 비타민인가이다. 선진국에서 수입한 비타민이라고 무조건 좋다고 광고하는 것은 수입회사의 마케팅 전략일 뿐이다.

글루코사민

글루코사민과 콘드로이틴은 대표적인 건강기능식품 중 하나로, 우리나라 40대 이상에서 글루코사민을 현재 약 12% 정도가 복용하고 있으며, 30% 정도는 과거에 복용한 경험이 있다고 하였다. 이중에서 77% 정도는 퇴행성 관절염 진단을 받지 않고 예방 목적으로 복용하고 있으며 약 40%는 관절 통증이 없는데도 복용하고 있다[17].

상업적으로 판매되는 글루코사민은 조개류에서 얻어지며[18] 콘드로이틴의 경우는 일반적으로 소의 연골에서 얻어지고 고급형의 경우 상어 연골에서 얻어진다. 글루코사민은 연골의 생성과 재생을 촉진시키는 물질로, 콘드로이틴은 연골 구성 성분의 하나로 수분을 저장하고 탄력성을 좋게 하며 연골을 파괴하는 효소를 억제하는 효과가 있다고 알려져 있다. 하지만 위와 같은 연구 결과는 실험실에서 얻어진 것으로, 정말로 글루코사민과 콘드로이틴이 골관절염을 가지고 있는 환자들이나 정상성인에서 골관절염 예방에 효과가 과연 있는 것일까 하는 의문이 제기되었다.

2006년 공적기관인 미국 보건원(National Institute of Health, NIH)의 후원으로 시행한 연구 결과,[19] 글루코사민 및 콘드로이틴을 같이 또는 따로 먹던 간에 퇴행성관절염에 의한 무릎통증을 호전시키지 못하였다. 또한 건강한 사람이나 무릎통증이 있지만 X선 검사상 특이소견을 보이지 않는 사람들에게서도 퇴행성관절염의 예방효과가 없었다.

한국에서는 한국보건의료연구원이 글루코사민과 콘드로이틴의 효과에 대하여 세계적으로 발표된 총 37편의 임상시험 결과를 종합하여 분석한 결과, 관절통 감소, 관절기능 향상 등에서 약간의 효과가 있는 것으로 나왔지만, 이런 물질들을 만드는 제조회사에서 연구비를 받은 경우는 효과가 있는 것으로 나왔고 그렇지 않은 경우는 효과가 없는 것으로 나왔다고 보고하였다[20].

우리나라의 경우 글루코사민이 의학적으로 효과가 입증되지 않았는데도 건강보험 적용을 받는 일반의약품으로 인정되어 처방 약물비용만 2009년 기준 총 80억 원을 지출하였다[21]. 최근에 위와 같은 연구 결과들을 참고하여 보건복지부에서 2013년 3월부터 건강보험 적용 대상에서 제외시켰고 의사에게 처방을 받아도 건강보험이 적용되지 않고 있다.

만약 퇴행성 관절염으로 진단받았거나 관절에 통증이 있으면 비싸고 효능이 명확하지 않은 건강기능식품에 의지하기보다는 가까운 병의원에서 진찰을 받고 정확한 처방을 받기를 권유한다.

건강식품의 역할

최근 정부는 4대 중증 질환에 대하여(건강보험이 적용되지 않는 비급여 분야를 제외하고) 환자 본인 부담금을 지속적으로 줄여가고 있으며 앞으로도 특진비, 상급병실료 등의 대표적인 비급여분야를 급여화하거나 폐지하여 환자들이 비급여 항목으로 인한 의료비 부담이 점차 줄 것으로 기대되고 있다. 하지만 큰 병으로 치료받는 환자들이 배보다 배꼽이 더 큰 경우를 심심치 않게 볼 수 있다. 즉 병원에서 퇴원하고 나서 외래에서는 보약 먹어도 되는지, 뭐가 몸에 좋다고 하는데 먹어도 되는지에 대하여 문의하는 경우를 심심치 않게 볼 수 있다.

특히 말기 암환자의 경우 의사와 상의도 없이 암에 좋다는 한약을 복용하거나 민간요법을 시행하는 경우를 여러 번 경험하였는데, 문제는 이런 대체보완요법의 가격이 상당하다는 것이다. 이런 상태에서 추천되는 건강기능식품의 경우 만병통치약으로 선전하는 경우가 부지기수이다. 특히 간에 좋다, 심장에 좋다, 어디에 좋다고 하는데 이에 대한 근거를 확인해달라고 요청하면 아무도 대답하지 못한다. 단지 좋다고만 말한다.

이런 보조식품을 복용하거나 대체치료를 받다 보면 이러한 비용이 병원에서 받는 약값, 검사비, 재활치료비 등의 모든 치료비용보다 더 큰 것을 볼 수 있다. 또한 드물게는 이런 약의 부작용으로 인하여 정작 필요한 치료를 못받는 경우도 있었다. 하지만 환자들은 지푸라기라도 잡는 심정으로 이를 받아들이는 경우가 많다.

우리나라 건강기능식품의 시장 규모는 2011년 3조 6천억 원에 이를 정도로 많은 사람들이 관심을 가지고 활발히 소비하고 있는 분야이다.[21] 하지만 대부분의 경우 건강기능식품의 효과에 대하여 의학적인 근거가 부족한 경우가 많다.

정부는 이를 관리하기 위하여 2012년 8월 건강기능식품에 관한 법률을 공포하였고 이에 따라 '건강기능식품'이라는 범주를 정의하고 문구 또는 인증마크를 사용하여 관리하기 시작하였다. 건강기능식품은 약효가 명확히 증명되지 않은 글자 그대로 '기능식품'이지 약이 아니다. 식약처에서도 건강기능식품의 기능성에 대해 의약품과 같이 질병의 직접적인 치료나 예방을 하는 것이 아닌 인체의 정상적인 기능을 유지하거나 생리기능 활성화를 통하여 건강을 유지하고 개선하는 것이라고 정의하였다[22].

최근에는 비타민이나 칼슘의 경우 오히려 몸에 해로울 수 있다는 연구 결과도 나오기 시작하였다[23]. 너무 건강기능식품을 과신하거나 거기에 의지하기보다는 규칙적인 생활과 신선한 음식, 그리고 꾸준하고 규칙적인 운동이 건강에 더 좋을 것으로 생각한다. 그리고 약은 반드시 의사와 상의하면서 복용하기 바란다. 너무 의사 보기 어렵고 힘든 경우는 최소한 약사와 상의하기 바란다. 그것이 진정으로 건강과 재산을 지키는 길이다.

제4장

의료와 방송, 명의란 무엇인가

사례 ①

나는 30대 초반으로 ○○대학병원에서 소화기내과를 돌고 있는 내과 전공의이다. 어느 날 오전에 입원한 환자 처방을 정리하고 있는데 갑자기 전임의 선생님한테서 전화가 왔다. 며칠 후면 '간의 날'인데 모 방송국 기자들이 지금 갈 거니까, 간암 영상 중에서 잘 나온 CT를 보여주면서 인터뷰하라는 명령이 떨어졌다. 한 시간쯤 지나자 기자들 찾아왔고, 나는 병동에서 간암의 모습이 잘 보이는 CT를 보여주었다. 기자들은 내가 CT에서 간에 생긴 종양을 설명하는 모습과 환자 진찰 및 검진하는 모습을 영상으로 찍자고 하여 그렇게 하였다. 며칠이 지나서 모 TV채널 9시 뉴스에서 '간의 날'에 대한 간단한 소개가 있었고, 이어서 CT에 대하여 설명하고 환자를 진찰하는 나의 모습이 방송되었다. 방송이 끝나자마자 TV를 본 가족과 친구들에게서 TV에 나온 것을 축하한다는 말을 들어 기분이 좋았다. 한 달 정도 지나 나는 내과중환자실로 이동하였고, 거기에서 환자를 보고 있는데, 갑자기 병원 구내전화를 통해 원무팀으로부터 연락이 왔다. 어느 환자 분이 9시 뉴스를 보고 명의인 나에게 진료를 받고 싶다고 하여, 외래를 찾아보니 내과로 이동하였다고 해서, 어떻게 해야 하는지에 대한 문의였다. 참고로 내과 전공의는 병원에서 내과적 문제로 입원한 환자를 진단, 치료 및 여러 기본적인 의료에 관련된 수기를 배우는 교육과정으로 일반적으로 외래를 보지 않는다. 나는 현재 외래진료를 하지 않으니 나보다 경험이 풍부한 다른 의사 분을 소개시켜드리라고 하고 허겁지겁 전화를 끊었다.

사례 ②

나는 40대 초반의 가정의학과 의사로 잘아는 여러 명이 모여 프랜차이즈 의원을 개설하였고 총매출의 30퍼센트를 광고 및 홍보에 사용하기로 하였다. 우선 모 주요 포털 사이트에 비만이란 단어를 검색시 검색창에 우선순위에 오르는 조건으로 한 클릭당 00,000원에 계약하였다. 프랜차이즈 대표원장은 여러 일간신문 및 월간잡지 건강분야를 담당하는 기자들을 번갈아 접대하기로 하였다. 내일은 대표원장이 다른 일이 있어 내가 대신 접대하기로 하였다. 며칠 전 모 일간지 건강에 관련된 기사에 내 이름이 나오면서 병원을 찾는 환자도 늘어 기분은 좋지만 계속되는 환자 진료와 수술, 그리고 저녁 술접대로 하루하루가 너무 힘들다. 모래는 후배를 대신 시켜야겠다.

명의

국어사전에 명의란 병을 썩 잘 고쳐서 널리 이름이 난 의사나 의원을 말한다. 검색 엔진으로 검색하면 '한국교육방송공사(EBS)에서 방송하는 45분 정도 길이의 시사 교양 프로그램'으로 나온다. 위키피디아에 '명의'라고 치니 a skilled physician, an excellent physician, a noted doctor로 나온다. 요즘 많은 의사들이 '명의'란 이름으로 TV 프로그램에 소개되고 신문에 건강과 관련된 칼럼을 기재하거나, 신문이나 잡지에서는 분야별로 누구 누구 하고 임의대로 선정하여 발표하고 있다. 한 블로그에서는 명의란 환자에게 지속적인 관심을 가지고 환자의 고통을 지속적으로 궁금해하며 연구하고 공부하는 의사라고 정의하는 반면, 의사의 개인블로그에서는 명의란 각자 맡은 분야에서 열심히, 성심성의껏 진료하면서 자신의 한계를 인정하고 그 한계를 넘어설 때는 그 부분을 책임질 수 있는 병원과 의사에게 적절한 시기에 의뢰를 잘 하는 사람으로 정의하고 있다. 이렇듯 많은 사람들과 매체에서 명의에 대하여 설명을 하고 있지만 그 의미가 명확히 머리에 떠오르지는 않는다. 뿐만 아니라 최근에는 종편 예능프로그램에서는 '명의'가 출연해 일반적인 건강 상식에 대하여 이야기해주거나 또는 아예 전문가 패널로 등장해 소극적으로 병풍 역할(?)을 하거나 아니면 적극적으로 자신의 병원 및 관련된 제품을 선전하는 경우도 있다.[17] 과연 이런 의사들은 어떤 사람들이고 어떻게 대중미디어에 선택되는 것일까? 그리고 TV나 신문에 나오는 의사들은 정말로 믿을 만한가?

의학 관련 기사

　건강과 관련된 기사들이 최근 신문이나 TV 방송에서 자주 다루어지고 있다. 소득 수준이 높아지고 점차적으로 기대 수명이 증가함에 따라 건강에 대한 관심이 증가하고 있기 때문이다. 그러면 신문과 방송에서 다루는 건강 정보는 믿을 만한가? 단지 신문이나 TV 방송에 나왔다는 이유만으로 무조건 믿는 건 않는가? 결론적으로 말하자면 건강과 관련된 기사는 대부분 과장되어 있다.

　특히 동물실험이나 실험실에서 효과를 보았다고 신문이나 뉴스에 크게 보도되어도 이를 임상에 적용하려면 엄청난 시간과 노력이 필요하다. 이를 통과하여 사람에게 적용하는 임상시험을 시작하더라도 1상, 2상, 3상 시험의 여러 복잡한 단계가 있고, 각각의 단계별로 수년씩 걸리며, 대부분의 신약들은 이 임상연구 단계에서 환자에 대한 안전성이 떨어지거나 기존의 치료제와 비교하여 효과가 떨어지면 시판되어 보지도 못하고 퇴출되고 만다. 대략적으로 100개의 동물실험에서 성공적인 결과를 보이더라도 이 중에서 임상시험을 거쳐 상업적으로 판매되는 경우는 한두 개 정도에 그치는 것으로 알려져 있다. 따라서 동물실험에서 좋은 결과를 보였다고 해서 바로 시장에서 판매될 수 있다는 장밋빛 미래를 예측하는 것은 어불성설이다.

재미있는 것은 이런 사실을 기자, 특히 의학전문기자들은 너무도 잘 알고 있다. 하지만 신문과 방송의 경우 메인뉴스에 대한 내부의 기사 경쟁이 심하기 때문에 특종과 사회의 이슈가 될 만한 뉴스거리를 원하는 기자들과 이런 연구를 통하여 자기의 이름을 알리고 싶은 과학자들 사이에 모종의 합의를 이루어 이런 기사를 합작해 내는 경우도 있다고 한다.[1]

예를 들어 우리나라에서 모 대학교 교수팀이 어떤 질병에 대하여 획기적인 치료법이나 진단법을 개발하였다는 기사가 나왔다면[2] 99% 과장된 정보라고 생각하면 된다. 특히 동물실험이나 실험실에서 새로 개발된 신약이 우수한 효과를 보았다고 발표하는 기사는 아예 믿지 않아도 된다.

의료광고, 광고성 기사

　기사를 과장한 불법의료광고 및 광고성 기사도 최근에 남발되고 있다. 1998년 한국소비자연맹이 시판 중인 아홉 개의 여성지에 실린 148건의 의료 관련 기사를 검토해본 결과 전체의 90% 이상이 기사성 광고인 것으로 나타났다. 즉 특정 의료기관의 진료 및 시술 방법, 치료 결과 등을 과장하였다는 것이다. 그리고 2005년 소비자시민모임, 녹색소비자연대, 한국소비자연맹 등 세 개 단체가 공동으로 실시한 의료광고 조사에서도 인쇄 매체의 기사 중 90% 이상이 칼럼 형식의 의료 광고였고, 80% 이상의 인터넷 홈페이지가 의료법에서 사용할 수 없는 명칭 또는 거짓 진료과목을 쓰거나, 진료 방법 또는 수술 방법 및 허위 과장 문구의 사용 등으로 소비자를 현혹 또는 오인시킬 우려가 있는 광고를 하고 있다고 발표하였다[3].

　국내의 의료광고와 관련된 법규는 2007년 의료법이 개정되어 의료광고의 규제가 완화됨에 따라 최근 의료기관들의 허위, 과대광고가 매년 증가하고 있다. 특히 과대광고는 온라인이 오프라인보다 1.6배 많았다고 보도되었고, 그 비중 또한 계속해서 높아지는 추세라고 한다.

일간신문의 주말 건강 세션이나 여성잡지, 그리고 온라인 포털에 나오는 건강 관련 기사의 경우, 독자들이 기사로 오인할 수 있는 의학 정보, 명의 칼럼 등의 제목을 내세워 특정 의료인이나 의료기관을 광고하고 환자들을 유인하는 경우가 많이 나타난다. 특히 광고성 기사의 경우 광고업자들의 알선으로 언론사와 병의원이 접촉하고 기사가 작성되며, 병의원에서 일정액의 비용을 지불하는 것이 일반적인 통례이다. 여성 미용과 관련된 병원의 경우 광고비와 홍보비 및 접대비용 등의 마케팅 비용으로만 총 매출의 20~30%를 사용하고 있다는 정보를 필자는 지인으로부터 들은 바 있다. 기사와 관련된 금전 거래를 하는 것은 엄연히 실정법을 위반하는 불법 행위이다. 하지만 최근 이런 광고성 기사가 증가하고 있는데, 이는 비교적 적은 비용으로 효과적으로 홍보하기를 원하는 의사나 병의원 같은 의료 공급자와 경영의 어려움을 타개하기 위한 언론사와 광고업자들의 필요성이 맞아 떨어지기 때문이다.

케이블 방송의 경우도 다르지 않다. 최근에는 의학정보를 전문적으로 다루는 케이블 방송에서는 패널이나 조언해 주는 역할 등으로 출연하는 대가로 수백만 원에서 수천만 원의 돈을 요구하였다고 보도된 적도 있다[4].

의료광고는 심의기준이 매우 엄격하여 '광고'라고 분명하게 표시하여야 하고, 대한의사협회 의료광고심의위원회의 심의를 거쳐야한다. 하지만 이런 광고성 기사나 방송의 경우 이런 표시나 심의가필요 없고, 일반적인 의료광고에 비하여 대중들에게 높은 신뢰성을 주는 특징을 가진다[2]. 또한 기사 또는 전문가 의견의 형식을 빌어 하는 의료광고의 경우는 소비자에게 특정 의료인이나 의료기관, 진료 방법의 우수성 등이 기사나 전문가에 의해 보장되어 더믿을 수 있다는 인상을 주게 된다. 따라서 소비자들을 기만하거나소비자들에게 정당화되지 않은 의학적 기대를 갖게 하고 오인하게함으로써 공정한 경쟁을 저해할 수 있다. 특히 광고임을 표시하지않은 상태에서 이루어진 기사나 전문가 의견의 경우 소비자 오인성이 더 커지는 문제점이 있다. 일부 의료계의 경우 너무 엄격한 의료광고 심의로 인하여 자신의 의료기술을 알리는 일이 현실적으로어려워 기사의 형식을 빌리는 간접 광고 형식을 선호하기도 한다고한다.[3]

최근에는 대한의사협회도 문제의 심각성을 인식하여 홈쇼핑에직접 나와 건강기능제품을 선전하거나 판매하는 의사들에 대하여경고하기도 했다[6].

그렇다면 인터넷을 검색해서 나오는 네티즌의 의료진 및 병의원에 대한 평판은 믿을 만한 것일까? 인터넷이 발달하면서 환자들은가고자 하는 병원의 시설 등의 서비스 및 의료진의 실력에 대한 평판을 미리 인터넷을 통해 확인하는 경우가 많다. 즉 이미 경험한바 있는 것으로 보이는(?) 사람들의 경험담 및 병의원에 대한 개인적인 의견을 중요한 요인으로 생각한다는 것이다. 하지만 이를 눈

치챈 병의원 및 관련된 마케팅 회사들은 벌써 이런 소비자의 욕구를 파악하여 이미 인터넷을 점령하고 있다. 이때 많이 쓰는 방법 중의 하나가 이른바 바이럴 마케팅이다.

바이럴 마케팅이란 온라인 유저가 이메일이나 다른 전파가 가능한 매체를 통해서 자발적으로 어떤 기업이나 기업의 제품 홍보를 전파시키는 방법이다. 이 효과가 마치 컴퓨터의 바이러스처럼 확산된다고 하여 '바이럴'이란 이름이 붙여졌는데, 2000년 말부터 새로운 마케팅 방법으로 주목 받기 시작하였다.[5] 이는 입에서 입으로 전해지는 입소문 마케팅과 달리 정보를 수용하자는 사람들을 중심으로 퍼져 나가는 양상을 보이게 된다. 최근에는 스마트폰의 보급으로 트위터, 페이스북 등의 SNS를 이용한 바이럴 마케팅이 급증하고 있는데, 이런 바이럴 마케팅은 비교적 적은 비용으로 최고의 효과를 얻을 수 있다고 알려져 있어 특히 성형외과나 비만클리닉 등에서 많이 이용되고 있다.[6]

특히 미용 성형과 관련된 병의원의 경우 바이럴 마케팅을 이용하여 특정 질환에 대한 검색에서 항상 상위노출을 목표로 움직인다는 것이다. 이를 위하여 파워블로거를 고용하거나, 매일같이 포스팅을 하고, 그것도 아니면 전문적인 광고홍보회사와 계약을 맺는다.[7,8] 따라서 내가 인터넷 검색을 할 때 검색에서 나오는 답변이나 댓글, 블로그에 걸린 글이 객관적일 것이라는 생각은 접는 것이 낫다. 필자가 들은 바에 의하면 모 성형외과의 경우 이런 바이럴 마케팅 직원으로만 100여 명을 두고 관리하고 있다고 한다.

블로그나 카페는 어떨까? 이미 경험한 사람들의 의견이나 경험을 미리 얻기 위해 방문하는 블로그나 온라인 평판조차도 객관적이지 않다는 의견이 지배적이다. 블로거는 블로그를 통하여 자기 생각이나 이야기, 느낌, 경험을 다른 사람들과 공유하는데, 이 블로그가 고객이나 환자에게 병의원을 소개하는 하나의 광고 수단이 되어버린 것이다. 많은 사람들이 개인이 운영하는 블로그는 신뢰할 수 있다고 생각하겠지만, 이런 블로그가 마케팅의 수단으로 이용되면서부터 특정 의료기관을 홍보하는 마케팅 수단이 되어가고 있는 것이다.

이러한 고객의 니즈(needs)에 맞추어 키워드 검색을 통한 주요 포털의 키워드 검색 광고 역시 최근에 각광을 받고 있는 분야이다. 키워드 검색 광고[9]는 배너 광고처럼 고객에게 무조건적 내용을 전달하는 방식이 아닌, 스스로 정보를 찾는 고객을 타깃으로 하는 온라인 마케팅 형태로, 최근 마케팅의 관심 대상이 되고 있다.

사람들이 일정한 목적을 가지고 포털의 검색창에 특정 단어를 선택한 경우, 특정 단어에 대하여 미리 지정된 순서에 맞추어 1순위, 2순위, 3순위로 검색 결과가 나타나게 하는데, 이를 통해 포털은 광고주에게 미리 정해진 비용을 받는다. 비용은 노출횟수에 상관없이 클릭당 광고비를 받는 CPC(Cost per Click)방식과 1000회 노출되었을 때 기준으로 광고단가를 책정 받는 CPM(Cost per Millennium)방식이 있다. 특히 CPC방식은 클릭당 광고단가를 경쟁입찰하는데, 최소 광고단가는 키워드마다 다양하게 책정되며, 이 키워드 검색광고가 오늘날 다음, 네이버, 구글 등 유명 포털의 주요수입원의 하나로서 자리잡고 있다.[10]

사람들은 키워드를 치면 노출되는 순위가 가장 유명하거나 인기가 있는 순위로 배열된다고 생각하지만, 주요 포털의 검색서비스들은 최대 입찰가를 부른 광고주 순으로 배열한다는 것이 불편한 진실이다. 이는 아무리 실력이 없어도 클릭당 많은 돈을 지불하기만 하면 주요 포털에 검색 순위 상위권에 위치할 수 있음을 뜻한다. 최근에 이런 문제점을 보완하기 위하여 주요 포털에서 입찰가격, 클릭율 및 기타 관련 요소를 종합적으로 고려하여 노출 순위를 결정하는 방식으로 전환했지만[1], 아직도 입찰가격이 가장 큰 영향을 미치고 있는 실정이다.

우리가 현재 검색하고 접하는 인터넷 환경에서 병원 또는 의원의 실력이나 경험을 객관적으로 알 수 있는 것은 거의 없다고 해도 과언이 아닐 정도이다. 따라서 어떤 수술을 받으려고 고민하고 있을 때 단지 인터넷의 포털 검색으로 나온 블로그의 후기만을 믿고 의료기관을 선택하는 것은 위험할 수 있다.

프랜차이즈 병원

최근에 서울의 유명 상급종합병원(3차 병원)에 환자가 몰리는 현상
이 점점 더 심화되고 있다. 이는 우리 인식에서 소위 유명한 병원
에서 근무하는 의사가 실력이 좋을 것이라는 잠재의식과 환자들
중에는 내가 어느 병원에서 누구에게 치료를 받고 다닌다는 것을
자랑스러워하는 일종의 소속감을 느끼는 경우도 심심치 않게 보
게 된다. 이런 현상은 이제 종합병원을 넘어 개인 병의원에서도 보
이고 있다. 즉 프랜차이즈 의원(네트워크병원)들이 전국 곳곳에 생기
는 것이다. 이는 우리사회에서 보이는 브랜드 선호 현상이 의료에
도 미치기 시작했다는 신호이기도 하다.

특히 치과나 안과, 성형외과 등 건강보험이 적용되지 않는 항목
이 많은 진료과목을 중심으로 유행하다가 최근에 들어서는 산부
인과, 소아과, 정형외과, 내과와 같은 건강보험이 적용되는 진료과
목까지 확산되고 있다.[13] 이는 사회적 현상이기도 하다. 그렇다면

점주들이나 병의원들이 개원 초기에 만만치 않은 가입비 및 매달 수익에서 일정하게 비싼 로열티를 내고 이런 프랜차이즈를 하는 이유는 무엇일까? 정답은 간단하다. 그래야 브랜드 파워에 힘입어 마케팅 비용을 줄이고, 인력 충원 및 교육 등을 비교적 쉽게 해결할 수 있으며, 최신 의료기술 및 경영정보 공유가 가능하여 결국 일정 수익을 보장받을 수 있기 때문이다.[14]

고객들은 제품과 서비스에 처음부터 신뢰를 주지 않는데 이런 현상은 병의원도 예외일 수 없다. 하다못해 몇 천 원짜리 떡볶이를 선택하는 데도 이런데 자신 또는 소중한 가족의 몸을 맡기는 병의원을 선택할 때 이런 고려를 하지 않는다는 것은 상상할 수 없다. 특히 개인이 운영하는 병의원의 경우 일정하지 않은 서비스 질로 인하여 생기는 불만을 프랜차이즈병원을 통해 균일화된 질 높은 의료서비스를 제공받을 수 있지 않을까 하는 일종의 기대심리이기도 하다.

하지만 의사 자격증을 취득하고 대형종합병원에서 3-4년 이상의 수련기간을 거쳐 전문의가 된 의사들 사이에서, 특히 일차 진료에서 담당하고 있는 경도의 질환에서 각 의사 사이의 실력 차이는 거의 존재하지 않는다. 최근 유행하는 이런 마케팅은 경영상의 문제를 타계하기 위한 일종의 수단일 뿐이다. 따라서 병원을 선택할 때 브랜드보다는 환자의 상태를 얼마나 진심과 정성으로 꼼꼼히 봐주고 필요한 처치를 적절히 잘 해주는지와 응급상황이 발생할 때 쉽게 다가갈 수 있는 병원을 선택하는 것이 최선이라고 생각한다.

명의란 무엇인가

의료는 대표적인 서비스직종이다. 이는 우리가 물건을 살 때와 달리 서비스를 받기 전에는 품질을 확인할 수 없고 비용을 지불한 후에야 확인이 가능하기 때문에 결과에 대하여 보장을 할 수 없는 특징을 가진다. 그렇기 때문에 사람들은 명의를 찾는 것인지도 모른다. 하지만 단언컨대 명의란 없다. 의사 사이에는 좀 더 난이도가 높은 질환을 치료할 수 있는 의사와 그렇지 않은 의사로 나뉠 뿐이다. 이 난이도 있는 질환을 치료할 수 있는 의사조차도 명의가 아니다. 이런 의사들은 이런 질환을 치료할 수 있는 시스템을 가진 대형병원에 근무하는 의사이고 이런 치료에 대하여 교육을 받았기 때문에 치료할 수 있을 뿐이다.

특히나 대표적으로 병원과 의사의 능력을 평가할 수 있는 지표인 의료사고, 사망자 비율 등의 민감한 진료 실적을 공개하지 않는 현실의 상황에서 대중매체가 대형종합병원의 의사를 임의로 명의로 지정하여 소개하고 있는 것은 자기 매체의 부수를 더 팔려고 하는 대중매체와 이를 통하여 병원 홍보를 하려고 하는 해당 대형 종합병원의 마케팅 차원의 윈윈전략에 불과한 것이라고 생각한다. 명의를 찾는 일보다 더 중요한 것은 환자와 의사 사이에 신뢰 관계를 형성하는 일이다. 환자가 의사를 신뢰하지 않으면 의사도 환자를 정성껏 돌볼 리가 만무하다. 서로 신뢰와 교감이 형성되면 이에 대한 시너지 효과가 일어난다. 신뢰와 교감이 생기면 동네의원에서 직접적으로 치료를 못하더라도 충분히 훌륭한 의사를 추천해 줄 수도 있다. 먼 사촌 의사보다 집 근처의 동네의원이 나에게 맞는 명의가 될 가능성이 높다.

무료진료의 함정

만약 어떤 의원이나 병원에서 무료진료를 한다고 선전한다면 보건소에 신고하라(물론 보건소에 적법하게 신고를 하고 무료진료를 하는 것은 예외이다). 이런 경우 대부분은 환자 부담금을 받지 않아 무료 진료라고 하면서 건강보험증을 요구하는 경우가 많다.

이는 정말로 가난하고 소외된 이들을 위하여 봉사하는 경우도 있지만, 대다수의 경우 자기부담금을 제외한 나머지를 건강보험에 청구하려는 술책이기 때문이다. 우리나라에서는 법으로 건강보험이 적용되는 질환에서 본인부담금을 받지 않는 것을 환자 유인 행위로 보고 엄격히 금하고 있다. 이는 선행을 하는 것이 아니라 무료진료를 일종의 홍보 수단으로 이용하는 예이다. 이런 무료진료의 경우 차액의 손해를 보전하기 위하여 의료의 질을 떨어뜨리거나 불필요한 추가 검사나 치료를 통해 이를 보전할 가능성이 높다. 따라서 무료진료란 말에 현혹되지 말고 왜 무료진료를 하는지에 대하여 곰곰

이 생각해보기 바란다.

참고로, 노숙인, 외국인근로자 및 자녀, 국적 취득 전 여성 결혼이민자 및 자녀, 난민 및 자녀의 경우는 의료기관에서 시군구청장에게 승인받은 경우에 한하여 본인부담금 감면이 가능하다. 또한 건강보험이 적용되지 않는 비급여 항목에서의 할인의 경우 할인 기간, 대상 및 시술에 대한 합리적인 제한을 두거나 할인 금액 및 행사 금액이 의료시장 질서에 비추어 볼 때 과하지 않고, 주변 의료기관과의 가격 비교 또는 종전에 정해져 있던 가격과 비교하지 않을 것 등의 판례에서 도출된 몇 가지 기준을 만족하는 경우에만 합법적이다.[18]

좋은 의사와 좋은 병원

미국에서도 명의란 것이 존재할까? 미국에서는 탑닥터스(top doctors)라는 이름으로 훌륭한 의사를 선정하여 US 뉴스에 발표하고 있었다.[15] 이들은 좋은 의사를 선정할 때, 좋은 병원에 근무하는지, 단지 논문이나 TV 등의 매스컴에 나온 횟수를 가지고 평가하지 않는다. 수련병원, 병원 직위, 전문적 기술에 대한 성과, 의료 과실 등의 여러 경력을 종합하여 임상적 기술이 뛰어나면서 동시에 여러 의사들로 구성된 팀에서 인정받은 사람만을 선정하여 객관적으로 발표하는 것이었다. 흥미로운 것은 의사를 평가하지만 순위를 매기지는 않고, 지역마다 좋은 의사를 선별하여 이름만 올린다는 것이다. 즉 어느 의사가 가장 뛰어나다는 식의 말은 하지 않고 선정된 의사를 있는 그대로 보여준다.

좋은 병원을 선정하는 방식은 위에서 선출된 좋은 의사가 해당 병원에 얼마나 많이 있느냐에 따라 선정한다. 그리고 그 병원이 전체 병원 중에서 어디쯤에 위치하는지를 정확히 보여준다. 2013년 기준으로 1위는 보스턴에 위치한 매사추세츠 종합병원(주로 하버드 대학과 연관하여 많이 알려진 병원이다)이 선정되었고, 그 외에 볼티모어의 존스홉킨스 대학병원, 뉴욕주 뉴욕대학교 랭곤 종합병원, 시카고의 노스웨스턴 대학병원 및 인디아나 폴리스의 인디아나 대학병원이 선정되었다. 이 선정 순위는 환자의 생존율, 환자의 안전 점수(의료 과실의 발생 빈도), 간호사 및 교수 비율과 같은 구조자원 비율과 같은 객관적 수치 및 무작위로 추출된 전문의들에게 병원의 명성에 대한 서베이를 시행한 것으로 선정하였다.

하지만 우리나라에서는 병원과 의사능력을 평가할 수 있는 지표인 의료사고, 사망자 비율 등의 민감한 내용을 건강보험 및 건강보험심사평가원에서 공개하지 않는다. 하지만 이런 내용은 공개하는 것이 합당하다고 생각한다. 이런 민감한 데이터를 공개하여야 실력이 뛰어나지만 좋지 않은 평판 때문에 인정받지 못하는 병원은 혜택을 받을 수 있게 하고, 평판이 좋아 현재 기득권을 가지고 있더라도 실력이 좋지 않으면 불이익을 받게 해야 한다. 그것만이 진정한 의미에서의 병원 평가가 될 것이다.

제5장

줄기세포, 다빈치,
그리고 신의료기술이란?

사례 ①

한 50대 남자 환자 분이 외래를 방문하였다. 그 분은 1년 전 심근경색으로 응급 관상동맥 스텐트 삽입술을 시행하신 분으로 이후에 심장 기능의 저하로 인하여 조금만 걸어도 숨이 차고 몸이 붓는 증상을 호소하여 현재 약물치료 중이다. 환자는 최근에 심장병에 대한 줄기세포 치료제가 나왔다고 지인에게 들어 이에 대하여 상담하기 위하여 내원하였던 것이다.

사례 ②

삼촌께서 갑자기 나에게 전화를 하시더니 의논할 일이 있다고 하였다. 삼촌은 최근 모 병원에서 전립선 수술을 받을 예정인데 담당의사가 기존의 수술적 치료 대신 로봇수술을 권하여 어떻게 할지 상담하신 것이다.

줄기세포

의료기술의 발달과 함께 이제까지 존재하지 않았던 여러 기술들이 소개되고 있다. 그 중에서도 가장 주목을 받고 있는 것 중의 하나가 줄기세포를 이용한 질병 치료이다.

줄기세포는 몇 년 전 황우석 박사 스캔들로 인하여 세간에서 크게 주목을 받았고 일반대중에게도 널리 알려진 과학 분야이다. 줄기세포가 여러 난치병을 치료할 수 있는 많은 잠재력을 가지며 다양한 기초연구 및 임상시험에서 이 줄기세포를 이용한 연구가 빠르게 진행되고 있는 분야이기도 하다. 하지만 작금의 대중매체에서 다루는 줄기세포 치료에 대한 보도들은 단지 줄기세포 치료에 대한 비현실적인 희망과 믿음을 주고 더 나아가 이를 돈벌이 수단으로만 악용하고 있는 것도 사실이다.

줄기세포란 조직으로 분화되기 이전의 미분화세포로, 인체의 생명활동에 필요한 세포로 분화할 수 있는 능력을 지니는데, 이를 출생 후부터 우리 몸의 여러 조직에 존재하는 성체줄기세포와 인간 생명의 시초가 되는 수정란에서 유래하는 배아줄기세포로 구분할 수 있다.[1] 최근에는 이런 전통적인 줄기세포 외에도 완전히 자란 체세포에 조작된 유전자를 주입해 세포 생성 초기의 만능세포 단계로 되돌아간 세포 유도 만능 줄기세포 또는 역분화 줄기세포(induced pluripotent stem cell, iPS) 및 몸 안에 있는 세포를 원하는 세포로 직접 전환시킨 직접전환세포(direct conversion) 등이 있다.

배아줄기세포는 인간으로 발전할 수 있는 수정란을 이용하여 만든 세포로 우리 몸에 있는 모든 조직과 기관을 만들 수 있어 많은 연구 및 응용이 가능할 것으로 생각되는 반면, 줄기세포 확보에 따른 여러 가지 윤리적 문제가 대두되고 있어 연구가 제한적이다.

한편, 성체줄기세포는 얻을 수 있는 줄기세포 수가 적고 배양이 어려우며, 이미 한 가지 특별한 종류의 세포로만 발달할 수 있도록 운명이 정해져 있어 이를 이용하는 데 어려움이 있다. 또한 남의 줄기세포를 이용한다면 면역거부반응이 일어날 수 있어 기증이나 공여를 할 수 없는 단점이 있지만 윤리적인 문제는 발생하지 않는다. 따라서 최근에 연구되고 임상적으로 사용하고 있는 대부분의 줄기세포는 자기의 줄기세포를 이용한 자가성체줄기세포이다.

성체줄기세포는 몸에 해로운 쪽으로 진행될 수 있는 위험성이 있는 것도 사실이다. 또한 성체줄기세포를 치료에 필요한 양만큼 확보하기 위해서는 실험실에서 배양 단계를 거쳐 줄기세포의 수를 획기적으로 늘여야 한다. 그런데 그 수를 늘리는 것이 여의치 않을 경우에는 수를 늘리는 데 필요한 첨가물을 넣게 된다. 이 때 추가된 첨가물에 의해 예기치 않은 다양한 문제가 일어날 수 있다. 더불어 줄기세포가 암을 유발할 가능성뿐만 아니라 활동이 미비하던 종양세포 등에 작용하여 그 종양세포의 활동을 활발하게 할 가능성도 존재한다.

우리나라에서는 줄기세포와 관련하여 척추손상, 간경변, 급성 뇌경색, 급성 심근경색 등 다양한 질병에 대한 임상시험이 진행 중이다. 전 세계적으로도 수많은 임상시험이 진행 중이거나 끝났지만, 현재까지 발표된 연구결과들을 살펴보면 그 치료적 유효성이 10% 이내이고 부작용과 관련된 정보도 여럿 보고되었다. 실제로 한 이스라엘 소년이 러시아에서 세 번에 걸쳐 다른 사람에게서 채취한 신경줄기세포를 주입받고 이 이식된 신경줄기세포가 계속 자라면서 뇌와 척수에 종양이 발생한 것을 한 논문에 보고하였다.[4] 또한 러시아의 제약 판매상이 얼굴에 시술 받은 줄기세포 때문에 왼쪽 얼굴에 작은 크기의 암들이 덮어버렸다고 보고된 적이 있다.[5]

현재까지 줄기세포를 이용한 질병의 치료는 걸음마 단계일 뿐이다. 줄기세포가 지닌 미래의 시장 가치에 이해관계를 두고 있는 사람들이 제공하는 과장되거나 허위가 포함된 정보는 이를 다루고 있는 의사들 및 정부기관들이 제공하는 정보에 균형을 맞추어야 하는 것이다. 특히 일부 기업이나 병원이 비전문가나 언론을 이용하여 과대광고를 하고 정부의 정책 때문에 길이 가로막혀 있다고 주장하는 것은 사회적 비난을 받아야 할 것이다.

한편, 최근 줄기세포와 관련된 기업이 중국과 일본에 연구소를 설립하고 병원과 협력 관계를 맺었다고 신문에 홍보하는 경우를 많이 볼 수 있다.[7] 이처럼 줄기세포 관련 기업들이 일본이나 중국으로 가는 이유는 그 나라에서 우리의 기술이 인정을 받았기 때문이 아니라 국내에서는 줄기세포 시술이 금지되어 있기 때문이다. 우리나라에서는 줄기세포의 추출은 가능하지만, 배양 및 시술이 금지되어 있어 환자에게 사용이 불가능하다. 따라서 제한적인 줄기세포 시술이 가능한 일본과 중국에 줄기세포 치료 이외에 다른 대안이 없는 난치병이나 중증 환자들이 합법적이고 과학적인 절차로서 승인된 임상시험에 참가하는 것은 충분히 있을 수 있다고 생각한다. 하지만 안전성은 물론 효과조차 제대로 검증되지 않은 줄기세포 치료를, 단지 우리나라에서 허가하지 않았다고 해서 외국에서 시술 받는 것은 매우 위험한 도박일 수 있다.

우리나라에서 줄기세포를 이용하여 나온 정식 치료제는 파미셀의 급성심근경색 환자의 좌심실 구혈율 개선제인 하티셀그램-AMI, 메디포스트의 퇴행성 관절염 무릎연골재생 치료제 카티스템, 안트로젠의 크론병성 누공 치료제 큐피스템 등이다. 그렇다면 우리나라에서 허가되어 시판되고 있는 줄기세포를 이용한 이 치료제들은 정말 효과적일까?

위에서 언급한 파미셀이란 회사에서 나오고 있는 하티셀-AMI라는 줄기세포 치료제에 대하여 이야기해보자. 환자에게 직접적으로 사용되는 치료약의 경우 상업적으로 사용하기 전에 약과 관련성이 없는 객관적인 병원에서 임상시험을 반드시 시행하여야 하며 이 연구 결과를 의학잡지에 발표하여 이 연구 방법에 문제가 없었는지 그리고 과연 이 약물이 효과적이고 안전한지를 객관적으로 평가를 받아야 한다. 이후 식약처에서 허가를 얻어 상업적으로 판매가 가능한 것이다.

하지만 하티셀-AMI에 관련된 연구를 시행한 병원에서는 아직 구체적인 연구 결과를 논문 등을 통해 공식적으로 발표하지도 않고 연구 결과만을 식약처에 제출하였고, 이를 근거로 식약처에서는 시판 허가를 내주었다고 한다. 그 연구 결과는 논문으로 발표되지 않았기 때문에 이 치료약이 얼마나 효과가 있는지는 알 수는 없다. 다만 신문기자와 인터뷰하는 형식으로, 정식이 아닌 약식으로 그 결과를 발표하였는데[8], 이에 따르면 80명을 대상으로 6개월간 임상시험을 진행하였고 치료제를 투여한 군이 대조군에 비하여 약 5.9%의 심장박출율(심장에서 혈액을 대동맥으로 뿜어내는 비율)이 개선되었다고 한다.

하지만 이 연구 결과에서 제시되었던 5.9%의 수치가 궁극적으로 환자들의 생존을 늘려주고 심장기능이 악화되는 것을 장기적으로 막아줄지에 대하여는 알 수 없다. 현재까지 이에 대한 연구 결과가 아직 공식적으로 발표된 바 없어 그 안전성과 효과에 대하여 전혀 알 수 없는 것이다.

따라서 급성심근경색 후 심장기능부전으로 고통 받고 있는 환자들을 직접적으로 진료하고 있는 현장의 의사들은 이런 효과와 안전성이 증명되지 않은 고비용의 약물을 사용하는 것을 꺼리고 있는 실정이다. 또한 이 치료약은 건강보험 적용이 되지 않아 비용은 환자당 1800만 원 정도 된다고 한다. 이에 따라 2011년 4분기에 출시되었지만 4년 정도가 지난 현재 매출은 7억여 원에 불과하다고 발표하였다.

줄기세포 치료가 실제 어느 정도 효과가 있는지, 어느 정도 부작용이 있는지에 대한 정확한 통계도 없고, 임상시험이 충분히 시행되지 않은 채 최근의 많은 신문과 방송에서 마치 내일 당장 줄기세포 치료로 불치병이 나을 것이라는 뉘앙스의 기사를 쏟아내고 있다. 아직까지 줄기세포를 이용한 치료는 초기단계인 개발 과정 단계에 있는 상태에 불과하여 치료에 대한 잠재적 부작용도 정확히 알려져 있지 않고 효과도 명확히 검증되지 않았다. 다시 말해서 직접적으로 환자에게 사용하려면 아직도 많은 연구 기간 및 데이터가 축적되어야 할 것으로 보인다. 환자들도 줄기세포 치료는 '임상적으로 확립된 시술'이 아닌 '연구 단계'의 과정임을 인지하여야 하며, 이런 시술에 상당한 비용을 내면서까지 시행받는 것은 합리적이지 않은 행동으로 생각된다.

참고 ①

최근에 '알엔엘(RNL) 바이오'라는 바이오 벤처 회사가 상장이 폐지되었다.[9] 이 회사는 환자 본인의 지방 줄기세포를 추출, 배양해서 그것을 주사로 환자에게 투여함으로써 병을 치료한다고 한다. 문제는 줄기세포를 체외에서 배양, 증식 등의 조작을 하는 경우 임상시험을 통해 안전성 및 유효성 확인을 거쳐 의약품 품목 허가를 받아야 하는데, 이런 절차 없이 수백에서 수천만 원을 받고 외국에서 이를 시술하게 하는 편법을 동원하였다는 점이다. 이 회사는 코스닥 상장업체였고 유명 가수가 줄기세포를 이용한 시술을 받고 증상이 많이 호전되었다고 광고를 한 덕에 주가가 뛰어오르기도 했다. 하지만 2013년 4월에 한국거래소에서 관리종목으로 지정하였고 이후 상장폐지 및 압수수색까지 진행되었다.

참고 ②

최근 줄기세포 화장품이라는 이름으로 홈쇼핑을 통해 판매하는 것을 많이 볼 수 있다. 그런데 이 화장품에는 정말로 줄기세포가 들어가 있는가? 줄기세포 화장품에는 줄기세포가 들어 있지 않다. 줄기세포는 살아있는 물질인데, 화장품에 넣으면 곧 죽기 때문이다.

줄기세포 화장품이란 배아줄기세포 배양액 성분 중 피부재생효과가 뛰어나다고 알려진 성분을 분석한 뒤 인공적으로 재조합해 만들거나 줄기세포에서 피부재생기능이 있는 성분을 추출해 만드는 것이다.[10] 그러면 이 성분들로 인하여 피부가 좋아질까? 그 효과에 대하여 식약처에서는 주름 개선 등의 특별한 기능성을 부여하지 않는다고 국회에 보고하였다.[11] 이를 종합하면 줄기세포 화장품에는 줄기세포가 없고 줄기세포 배양액이나 추출물만 들어 있으며 이 기능적 효과마저도 증명되지 않은 것이다. 화장품은 화장품일뿐 치료제가 아닌 것이다.

다빈치를 이용한 로봇 수술

    기존의 수술이라고 하면 반드시 의사가 환자를 직접 개복하고 여러 병이 있는 부위를 손으로 만지면서 자르고 째는 것으로 생각한다. 하지만 최근에 첨단 컴퓨터의 발달과 기계공학의 발전으로 의사가 환자를 직접적으로 접촉하고 수술용 칼로 신체부위를 절개하는 것이 아니라 로봇을 이용하여 환자와 직접적인 접촉 없이 원거리에서 로봇을 제어하며 수술하는 것을 로봇수술이라고 한다. 이때 사용되는 의료용 로봇의 이름이 다빈치(da Vinci)이고 2000년에 미국 FDA에서 사용 승인을 받은 후 현재 한국의 다수의 병원에서 사용되고 있다.[12]

    로봇수술에서 환자는 수술대에 누워 있고 수술하는 의사는 콘솔(로봇 조종기)에 머리를 넣고 3차원 영상을 보면서 원격으로 조종한다. 몸 안에는 기계(로봇 손)를 삽입하여 수술을 하는 의사의 손처럼 움직여 의사 대신 수술을 진행하는 것으로 로봇을 이용한 수술이 정확한 표현이다. 이 로봇을 이용하여 수술하는 의사의 움직임을 정교하게 작은 로봇 팔에 전달함으로써 기존의 매우 어렵거나 불가능하였던 시술이 가능해졌다. 즉 기존처럼 직접 눈으로 보면서 절개하는 전통적인 수술에 비하여 편리하고 동시에 미세한 움직임 및 절개 부위의 봉합이 가능하여 최소 침습수술 등의 미세수술이 가능해진 것이다.

최근에 많이 사용되는 수술로 전립선암에 대한 근치적 전립선 절제술을 들 수 있다. 전립선은 방광 밑에서 요도를 둘러싸고 있고 접근이 비교적 어려운 좁은 골반 안에 위치하고 있고, 호두알 또는 자두 정도의 작은 크기여서 기존의 방법으로는 어려운 수술이었다. 수술 중 관련된 조직의 부분적 손상에 따른 다량의 출혈 및 수술 후 요실금(소변이 제대로 통제되지 않아 의도하지 않아도 소변이 나오는 현상), 성기능장애 등의 부작용이 자주 발생하였으나, 로봇수술을 이용함으로써 흉터를 최소화하고 출혈이 훨씬 적으며, 미세수술이 가능하여 전립선의 신경 및 혈관을 잘 보존하고 요도의 길이도 충분히 확보할 수 있다는 장점 때문에 최근에 많이 사용되는 것이다.

최근에는 이외에도 복강 내 대장암, 위암 수술, 갑상선 수술 및 부분 콩팥절제술, 방광절제술, 부인과의 자궁 적출술, 자궁 근종수술 등에 시도되고 있다. 하지만 로봇수술이 모두 좋은 것은 아니다. 로봇수술의 가장 큰 문제점은 아직은 부피가 너무 크고 모니터를 통해서 수술 부위를 보거나 로봇을 조작하는 것이기 때문에 손으로 환자의 장기를 만지는 촉감을 느낄 수 없다는 것이다. 현재까지 검증된 가장 확실한 방법 중의 하나인 손으로 장기를 만져서 병이 있는 부위를 확인하고 떼어내는 것을 로봇수술은 시행하지 못하며, 최소한 작게 피부를 절개하다 보니 응급상황이 발생하였을 때 대처하기 힘들다는 것이다. 또한 기계를 이용하여 수술을 하다 보니 얼마만큼의 힘이 가해지는지 의사가 감을 잡기 힘들다. 더불어 수술 경험이 많고 숙련된 전문가가 하지 않으면 오히려 위험할 수 있다.

로봇의 가격은 약 30억 원 정도의 고가[14]이다. 우리나라에는 2005년 다빈치 로봇이 처음 들어왔고 2014년 현재 유수의 대학병원에서 45대가 가동 중이다. 전 세계적으로는 3,102대가 설치되었고 2013년 우리나라에서는 로봇수술이 총 3만 5천여 건이 시행되었다고 한다.[15] 2010년에 아시아에서는 우리나라가 가장 많이 보급되었고 인구 대비 수술 건수는 세계에서 두 번째라고 한다.

그렇다면 기존의 전통적인 수술 방법과 비교하여 어떤 차이가 있을까? 최근 한국보건의료연구원이 가장 많이 사용되고 있는 전립선암에서 로봇수술의 안전성과 유효성에 대해 분석한 자료에 따르면,[16] 기존의 수술법과 비교할 때 삶의 질 개선 측면의 효과가 다소 좋았지만, 비용은 2~3배 이상 현저히 높아 현재 로봇수술은 기존 수술과 비교해 합리적인 대안으로 보기 어렵다고 발표하였다. 가장 효과적으로 알려진 전립선암에서조차 명확하지 않다면 최근에 시도되고 있는 다른 질환에서 로봇 사용의 효과는 더 명확하지 않을 것으로 생각된다.

미국에서도 로봇수술의 비용 대비 효과에 대한 의문을 제기하는 연구가 발표되었다.[13] 콜롬비아 제이슨 라이트 교수팀이 2007년

에서 2010년까지 미국 441개 병원에서 시행된 264,758건의 자궁절
제수술을 분석한 결과, 복강경수술을 받은 환자 중 25%의 입원기
간은 로봇수술을 받은 환자보다 이틀 정도 길었지만, 합병증 비율
은 통계적으로 차이가 없었다. 평균 수술 비용은 로봇수술이
2000달러 이상 더 비싸 합병증 비율과 비용을 기준으로 보면 로봇
수술이 큰 이점이 없다고 결론지었다. 결국 한국과 미국에서 실시
된 로봇수술에 대한 연구 결과, 비용 대비 효과 측면에서 적절하지
않다는 결론이다.

그렇다면 왜 우리나라에서 다빈치 로봇을 들여오는 병원이 늘어
날까? 이 수술이 병원의 재정에 도움이 되기 때문일까? 즉 수익이
많이 남기 때문일까? 결론적으로 그렇지는 않다. 이 기계를 사용
한 수술의 경우 의료보험 적용이 되지 않으므로 평균 의료비용은
평균 700만 원에서 1500만 원 정도로, 일반적인 수술일 때 전립선
암의 경우 487만 원, 갑상선 암 238만 원과 비교하여 2~3배 비싸
다. 게다가 이 비용은 전체 의료비용을 나타내는 것으로, 암으로
진단받고 수술시 건강보험이 적용되는 경우 위 수술비 중 환자 부
담은 5%정도밖에 되지 않지만, 로봇수술의 경우는 건강보험 적용
이 안 되어 100% 환자가 부담하여야 하므로 실질적으로 환자들이
느끼는 가격은 약 20~30배 정도가 될 수 있다.[17]

한편, 로봇 장비 자체가 워낙 고가이고 상당히 비싼 유지 보수비
용으로 인하여 병원에서는 비싼 비용을 받더라도 수지를 맞추기가
매우 어렵다. 하지만 대부분의 병원들이 손해를 감수하고라도 로
봇기기를 도입하려는 이유는 우리나라의 유수한 대형 종합병원들

이 언론과 미디어를 통하여 로봇수술을 최첨단이라고 과대포장하고 있는 상황에서 로봇수술을 하지 않으면 뒤처지는 병원으로 보이기 때문이라고 생각된다.

더욱 문제가 되는 것은 이런 고가의 장비를 도입하면 해당 과에서는 사용 실적을 내야 한다는 점이다. 즉 비싼 로봇을 그냥 세워두는 것은 병원의 입장에서는 손해이다. 기계를 놀리지 않고 돌려야 투자비용을 회수할 수 있다. 그래서 현재까지 치료에 도움이 된다고 보고되지 않는 환자에게도 무리하게 로봇수술을 권유하게 되고, 병원에서는 손해를 줄이기 위하여 로봇수술이 현재까지 증명되지 않은 다른 분야의 수술에도 권유하게 되는 악순환에 빠지기 쉽다는 것이다. 물론 의사 입장에서는 새로운 기기가 들어오면 그것을 많이 사용하여 이에 대한 노하우를 얻고 싶어하기 때문에 여기서는 병원과 의사가 같은 입장이 될 수 있겠다.

신의료기술이란

하루에도 건강과 의료에 대한 수많은 신의료기술 및 새로운 치료법에 대한 기사가 TV, 신문, 인터넷 포탈에 올라오고 있다. 이런 기사를 보고 있으면 1, 2년 안에 인간의 모든 질병들이 극복될 수 있을 것처럼 생각될 정도이다. 하지만 이렇게 발표되는 대부분의 의료 기술들은 검증되지도 않은 상태에서 단지 병원이나 대학에서 홍보 차원에서 초기 기술을 과장해서 발표하는 경우가 대부분이다.

의학은 스마트폰과 같은 IT산업과 달리 생명이 있는 인간을 다루는 특성상 새로운 치료법이 기존의 전통적인 치료법이나 약물보다 부작용이 적어 안전하고 더 효과적인지 여러 연구에서 확실하게 나타나기 전까지 긴급한 경우를 제외하고는 새로운 기기나 약물 사용을 꺼리는 보수적인 경향을 보인다. 하지만 이전의 상당수 신의료기술, 기기 및 약들이 안전성과 효과성이 객관적으로 검증되지 않은 채 잠시 유행하다가 사라진 예를 쉽게 찾아볼 수 있다. 새로운 치료 방법들은 계속 개발, 도입되어야 하지만, 단지 특정인의 이익에 부합되는 신기술이 아닌, 철저한 검증과정을 거쳐 객관적으로 효과가 입증되고, 비용 대비 효과 면에서도 기존의 전통적인 방법에 비하여 우월한 경우에만 선별적으로 도입되어야 한다.[18] 환자들도 대중매체에서 소개하는 값비싼 신의료기술에 현혹되어 쓸데없는 비용과 시간을 낭비하기보다는 담당의사와의 충분한 의견 교환을 거치고 만약 검증되지 않은 신기술을 추천받았을 경우 다른 병원에서 근무하는 의사와도 충분히 상의하는 지혜가 필요하다고 생각된다.

제6장

서울에 있는 유명 종합병원,
과연 나에게 맞는 병원일까?

사례

지방에 사시는 장인께서 갑자기 나에게 전화를 하시더니 의논하실 일이 있다고 하였다. 장인어른의 지인 한 분이 최근 인근 대학병원에서 위암으로 진단받고 수술적 치료가 필요하다고 입원을 권유받았다고 한다. 그런데 아무래도 서울의 유명 종합병원이 낫지 않겠나 생각되어 서울의 큰 병원에 가고 싶다고 하시며 어디가 좋을지 그리고 그 병원에 아는 분이 있으면 소개해 달라고 문의하셨다.

의원, 병원, 종합병원

최근 들어 서울에 있는 유명 종합병원에 환자 쏠림이 심각하다는 뉴스를 자주 들을 수 있다. 놀라운 것은 이런 병원에서 치료받고 있는 상당수의 환자들이 병원 근처에 사는 분이 아니라 멀리 떨어진 지방에 살고 있으면서 이들 병원에서 진료를 받고 있는 경우가 상당수라는 사실이다. 2011년 총진료비의 20%를 환자가 거주지 외 시도에서 쓴 것으로 집계되었고[1], 특히 서울 소재 5개 대형 상급종합병원의 타 지역 환자 진료 비중은 진료비와 내원 일수를 기준으로 각각 55.1%, 49.2%에 달했다. 입원환자만 따질 경우 55.3%, 54.1%에 달했다.

그러면 이렇게 많은 환자들이 불편함을 감수하고서라도 서울의 대형병원에서 치료를 받는 이유는 무엇일까? 이런 대형병원들의 기본시설 및 장비가 거주지의 종합병원들에 비하여 잘 갖춰져 있고 의사의 수준이 높으며, 국민들의 인식 또한 지역의 종합병원보다 서울 소재 대형병원을 더 선호하고 있기 때문이라고 생각된다. 그렇다면 이런 생각과 행동이 합리적이고 올바른 선택인가에 대하여 한 번 생각해볼 필요가 있겠다.

병원은 법적으로는 입원 병상 수 및 진료과목에 따라 의원, 병원, 종합병원으로 분류된다.[2] 의원은 진료시설을 갖추고 입원병상 30명 미만으로 의사는 혼자이거나 여러 사람일 수 있다. 병원은 진료과목과 상관없이 입원 환자를 30명 이상 수용할 수 있는 시설을 갖춘 곳으로서 입원 환자가 30명 이상이면 진료과목이 하나일 경우도 병원이란 이름을 붙일 수 있다. 종합병원은 입원환자를 100명 이상 수용할 수 있는 시설로, 300병상 이상인 경우 9개 이상의 진료과를, 300병상 미만이면 진료과를 7개 이상 갖추어야 하며 각 진료과목마다 전문의를 두도록 되어 있다.

이 외에도 1차, 2차, 3차 의료기관이라고 분류할 수도 있다. 1차 의료기관은 동네에서 흔히 볼 수 있는 소아과, 내과 등이 이에 속하며, 외래 또는 하루나 이틀 정도의 단기 입원으로 기본적인 진단과 치료가 가능한, 난이도가 낮은 치료를 담당하는 의료시설을 말한다. 2차 의료기관은 지역 내에 큰 병원들로, 입원이 필요한 난이도가 중간 정도인 환자들을 담당하는 의료시설이다. 3차 의료기관은 상급종합병원이라고도 하며 1, 2차에서 갖추지 못한 고가의 장비를 갖추고 있으며 난이도가 높은 치료와 수술을 담당하는 곳으로 대부분의 대학병원들이 여기에 속한다.

3차 의료기관이란 말은 2010년부터 상급종합병원으로 이름이 바뀌었는데 이는 보건복지부에 의해 3년에 한 번씩 선정된다. 상급종합병원으로 지정받은 경우, 병원은 의사의 진료행위에 대하여 30%의 가산수가를 적용받으며, 환자는 병의원에서 진료의뢰서가 있어야 건강보험 적용을 받을 수 있고, 외래진찰료의 경우 상급종합병원의 경우는 진찰료 전액(종합병원에서는 본인이 50%를 부담하고 나머지 50%는 건강보험에서 부담한다)과 진료비의 60%를 환자 본인이 부담하고, 선택진료비(특진비)를 추가해서 부담해야 한다.[3] 2014년 보건복지부는 3년간 적용될 상급종합병원 43개를 선정해 발표하였는데 이중에서 상급종합병원은 서울 등 수도권은 22개 병원이고 나머지 21개 병원은 각 지방에 위치하고 있다.[4]

그럼 내가 가려고 하는 병의원은 싸고 진료를 잘하는 병원인지 여부를 어떻게 하면 알 수 있을까? 현재까지 이런 정보를 얻을 수 있는 객관적인 기관이나 단체는 존재하지 않는다. 그나마 건강보험심사평가원(이하 심평원)에서 병원 및 의원에 대한 상세정보를 공개하고 있는데 이것이 도움을 줄 수도 있다. 심평원 홈페이지(www.hira.or.kr)에 들어가서 병원평가정보를 치면 평가항목에 따른 각 병원의 평가등급이 나온다. 고혈압, 급성기 뇌졸중, 급성심근경색, 당뇨, 관상동맥 우회술, 대장암, 수술의 예방적 항생제, 암수술 사망율, 제왕절개 분만율, 처방 약품비, 주사제 처방율 및 항생제 처방율과 처방약 품목 수 등의 평가항목을 가지고 다른 병의원과 비교할 수도 있게 하였다.

하지만 단지 심평원에서 평가하는 항목을 가지고 진정으로 병의원이 진료를 잘하고 싼 병원이라고 평가할 수 있을까에 의문이 되는 것도 사실이다. 예를 들어 개인의원을 단편적인 주사제 처방율이나 항생제 처방율, 약 품목 수만 가지고 타의원과 비교하는 것으로는 부족하다. 내원하는 환자의 구성이 병의원마다 다르고 처한 상황이 다르므로 항생제를 많이 사용하고 주사제 처방율이 높다고 하여 그 의원이 실력이 없다고 할 수 없기 때문이다. 또한 등급을 나누는 기준은 있으나 정확히 어떻게 등급을 나누었는지 등급의 기준이 모호하고, 등급에 따라 병원 서비스에 어떤 차이가 있는지에 대하여 상세하게 설명되어 있지 않기 때문에 환자들에게 직접적으로 다가오지 않는다.

또한 급성심근경색과 급성기 뇌졸중과 같은 응급질환을 평가지표로 삼아서 국민에게 공개하여야 하는 것인지에 대하여는 다시 한번 생각해볼 필요가 있다. 급성심근경색이나 급성기 뇌졸중의 경우 얼마나 신속히 병원으로 가서 빠른 응급조치를 받느냐가 환자의 치료 성적 및 예후에 매우 중요하므로 병원의 규모나 유명도보다 가장 빨리 도착할 수 있고 신속히 진료 및 치료를 받을 수 있는 병원이 선택의 우선순위가 되어야 한다. 하지만 평가 방법 및 결과에 대한 상세한 설명 없이 단지 순위를 매기고 이를 공개한다면 환자들에게 잘못된 인식을 심어주게 되어 의료진에 대하여 불신을 갖게 할 수 있다. 예를 들어 환자가 천안에서 병원 평가가 높은 서울의 대형종합병원으로 가고 싶다고 말한다면 과연 우리는 환자의 선택권을 존중하여 여기로 보내야 하는가?

또한 심평원의 자료에서는 수술비나 입원일 수까지 비교하며 살펴볼 수 있다. 하지만 단순한 진료비를 비교하는 경우 고려하여야 할 점이 많이 있는데, 가장 중요한 것은 심평원자료에서는 건강보험에서 병원에 지급한 급여비 항목만 비교했다는 점이다. 예를 들어 위암에 대한 전체 위절제술의 경우 강동경희대학교병원은 6,632,000원으로 동일 규모의 6,623,000원과 비교하여 비슷하게 보인다. 기타 다른 수술 비용도 다른 병원과 비교하여 비슷하게 나온 것으로 보인다. 하지만 이는 환자들이 느끼는 비용과 전혀 다른 정보이다. 대부분의 경우 병원에서 건강보험에 청구하는 비용은 각 병원 별로 큰 차이가 없다. 하지만 많은 환자들이 서울의 대형종합병원에 입원하면 입원비가 비싸다고 하는 경우를 많이 볼 수 있는데 그 이유는 바로 비급여 항목의 문제 때문이다. 예를 들어 1인실의 경우 서울성모병원은 상급병실로 차액(2014년부터는 4인실까지는 건강보험 적용을 받아 본인 부담은 20%에 불과하지만 1-2인실의 경우 전체비용에서 4인실 비용을 차감한 금액은 환자 본인이 전부 부담해야 한다)이 380,000원인 데 비하여 순천향대학교 서울병원의 경우 그 차액이 220,000원으로 16만 원 차이가 발생하는 것이다.

일반인들은 동네의원은 의료서비스의 질이 대형병원에 비하여 현저히 낮다고 생각한다. 동네의원에서는 진단기기나 장비의 부족으로 인하여 즉각적인 진단이 어려운 경우가 많고 적절한 치료도 늦어지는 경우가 많다고 생각한다. 더군다나 암환자나 심장환자 같은 중증환자들의 경우 동네 병의원이 진료를 꺼림에 따라 어쩔 수 없이 대형병원을 선택하는 경우도 있다. 이는 동네 의원이 가진 구조적인 한계이기도 하다.

하지만 대형병원 역시 단점이 존재하기 마련이다. 대형병원은 집에서 멀고, 진료예약을 사전에 해야 하며, 진료시간은 3~5분 정도의 짧은 진료시간 및 긴 대기시간으로 악명이 높다. 대형병원에서는 진찰료, 검사비(비급여 검사 포함) 외에 특진비까지 부담해야 하므로 경제적인 부담도 크다. 이 문제를 해결하기 위해서 거시적으로는 동네의원의 의료서비스 질을 개선해 환자의 만족도를 높이고 합리적인 의료전달체계를 확립하는 것이 현재까지 알려진 최선의 방법이지만 아직도 요원한 미래의 일 같이 느껴진다.

나에게 맞는 병원은?

그렇다면 현재 이런 우리나라의 의료상황에서 어떻게 하면 나에게 가장 맞는 병원을 찾을 수 있을까? 좋은 치료를 받으려면 좋은 의사와 좋은 병원을 찾아야 하는 것은 누구나 공감하지만 막상 현실로 찾을 때는 쉽지 않은 문제이다. 시장에서 조그만 물건을 하나 사더라도 이리저리 따지는데 소중한 우리의 몸을 맡기는 병원을 고를 때는 질환에 상관없이 무조건 '대형' '유명' 병원을 벗어나고 있지 못한 것이 작금의 현실이다.

이에 대한 현재까지의 최선의 답은 중대한 병으로 수술 등의 전문적인 치료가 필요한 경우는 종합병원이 낫다. 하지만 중대한 병이 아닌 경증의 질환인 경우 의사와 충분한 시간 동안 증상과 치료에 대하여 상담이 가능하고 신뢰감 및 친밀감을 쌓을 수 있는 동네의원이 종합병원보다 좋을 것으로 생각된다. 또한 전문병원도 고려해 볼만 하다. 의료가 전문화되고 고가의 기기들이 발전함에 따라 대학병원 급의 대형병원이라도 모든 고가의 장비와 시설을 갖추지는 못한다.

특히 중소병원의 경우 질환과 질병에 대한 선택과 집중이 필요하게 되었는데 그 중 하나가 전문병원이다. 전문병원이란 특정 진료 과목을 표방하면서 환자에게 전문화 및 표준화된 대학병원 급의 양질의 의료서비스를 제공하거나 일정분야에 특화된 고난이도의 의료기술을 집중적으로 제공하는 병원으로 보건복지부에서 3년에 한번 지정을 하고 있다.[5] 이는 1차 의료기관인 개인의원과의 경계가 모호하고 대형병원과 상대적으로 규모와 자원이 떨어지는 중소병원을 전문병원으로 전환시켜 경쟁력을 갖추고 본래의 기능을 수행할 수 있게 하기 위하여 국가에서 정책적으로 밀고 있는 정책 중 하나이다. 또한 의료비는 대형병원보다 상대적으로 낮다. 하지만 최근에 전문병원들이 많이 성장하면서 여러 문제점을 일으키기도 한다.

사립전문병원의 경우 이윤을 추구하는 사립병원의 특징상 의료진의 매출실적에 대한 압박이 공공병원보다 상대적으로 더 심하여 진료를 위하여 내원한 환자에게 수술보다는 약물치료에 더 적합한 경우에도 수술을 권하는 경우를 종종 볼 수 있다.[6] 이런 현상은 심장질환과 같은 중증 응급질환보다 퇴행성관절염[7], 허리 통증과 같은 만성질환에서 더 쉽게 찾을 수 있다. 따라서 긴급한 처치나 수술이 필요한 경우가 아닌 퇴행성관절염, 허리통증과 같은 만성질환인 경우 전문병원 한 곳에서만 상담하지 말고, 최소한 2~3군데 이상 다른 병원에 가서 충분히 상담한 후에 수술 여부를 결정하는 것이 좋겠다. 하지만 환자의 생명과 관련된 중증질환의 경우는 서울의 대형종합병원으로 무조건 달려가서 기다리는 데 시간을 허비하는 것보다는 집 근처 인근 종합병원이나 대학병원에서 우선적으로 상담과 진료를 받고, 이후 서울의 대형종합병원으로 옮길지에 대하여 고민하는 것이 좋을 것으로 생각된다.

나에게 맞는 병원을 어떻게 선택하는 것이 좋을까에 대하여 백태선 씨가 쓴 '좋은 병원을 고르는 법'이라는 책 역시 참고할 만하다.[8] 간단히 소개하면 다음과 같다.

1. 감기, 배탈, 소화불량 등의 간단한 질병으로 종합병원을 가는 것은 시간, 돈 낭비이다.

2. 응급 상황엔 가까운 병원을 우선적으로 선택한다. 응급 환자인 경우 대형병원 응급실로 가기 위해 시간을 지체해서는 안 되므로 우선 환자가 있는 곳에서 가장 가까운 응급실이 있는 병원에서 응급조치를 받는 것이 중요하기 때문이다.

3. 만성병은 생활 상담을 잘해주는 작은 병원을 이용하는 것이 좋겠다. 고혈압, 당뇨처럼 당장 고치는 것이 불가능하고 조절하는 것만 가능한 만성질환으로 환자가 서로를 잘 알고 편안히 상담할 수 있는 의사가 있는 경우 치료 효과를 높일 수 있다. 대학병원에서 3개월이나 많으면 6개월에 한번 의사를 보면서 3분 진료하는 것보다는 인근에 단골 의원에서 1개월이나 2개월에 한번 생활 상담을 하면서 지속적으로 약의 효과 및 부작용 여부를 확인하는 것이 좋은 경우가 많다. 즉 진료시간에 여유가 있으면서 생활처방을 해주는 성실한 의사가 있는 병원

을 선택하는 것이 좋다.

4. 복잡한 수술은 경험이 많은 병원을 이용하는 것이 좋겠다. 의 과대학을 정상적으로 마치고 전문의 과정을 거친 의사라면 기본 실력에는 큰 차이가 없지만 임상 경험이 얼마나 많고 성 실한지에 따라 치료율이 달라질 수 있다. 복잡한 수술의 경우 해당 병원이 그 수술에 얼마나 전문성을 가지고 있는지, 담당 의사가 그 수술을 얼마나 많이 했는지 알아볼 필요가 있다.

5. 병원 규모에 얽매이지 말고 전문성을 쌓아온 전문병원을 이용 하자. 무턱대고 이름난 병원에 갈 것이 아니라 자신의 질병을 잘 치료할 수 있는 병원을 찾는 것이 좋다. 즉 병원을 선택할 때 규모나 시설이 기준이 돼서는 안 된다. 종합병원 정도의 기 술이 필요한 환자는 전체 환자의 일부분에 지나지 않는다. 병 원 규모가 클수록 많은 장비를 소유하고 있는데 이런 병원일 수록 불필요한 고가의 검진을 받을 가능성이 높다. 또한 대형 종합병원이라고 해서 모든 분야에 유능한 전문의가 모여 있는 것도 아니다. 병원의 규모나 화려한 시설로 진료의 질을 평가 해서는 안 된다.

6. 병원 광고에 현혹되지 말자. 최고 실력의 의료진, 최상의 의료 서비스 등 좋은 병원임을 강조하는 광고에 현혹되지 말자. 인 터넷의 정보는 과장광고가 많다. 신문이나 잡지 등에 소개된 병원도 그만큼 가치가 있어서 실린 기사인지, 홍보용 광고인지 를 가려야 한다. 언론에 자주 얼굴을 보이는 의사가 운영하는 병원이 반드시 좋은 병원이 아닐 수도 있다.

의료생활협동조합

최근 의료생협이 TV나 잡지에서 의료의 상업화에 대한 대안으로서 많이 소개되고 있다.[9] 생활협동조합(이하 생협)이란 소비자들이 연대해서 믿을 수 있는 좋은 제품을 저렴하게 이용하려는 목적으로 만들어지는 조직이다. 따라서 의료생협이란 의료 부분의 생활협동조합으로, 조합원들이 초기비용을 부담해서 의료기관을 개설해 이용하는 형태이다. 의료생협은 법에 따라 300명의 출자자와 3000만원의 출자금을 갖춘 법인이 지자체의 승인을 얻어 세울 수 있다.

의료생협이 최근 주목을 받는 이유는 조합원들이 기본적으로 수익을 어느 정도 보장해주기 때문에 의사가 경영에 신경을 쓰지 않고 소신진료 및 출장검진, 방문 진료, 요양 서비스 등도 가능하므로 전인적이고 주치의제도와 유사한 진료를 할 수 있기 때문이다. 또한 사회적 기업으로 인정받기 쉬워 법인세, 소득세 등도 감면 받고 인건비도 일정 부분 지원 받을 뿐 아니라 법이 개정되어 조합원만 진료할 수 있던 규정도 없어졌다.

문제는 이런 혜택이 있다 보니 유사 영리형 의료 생협이 증가하고 있다는 것이다.[10-12] 이는 법적으로 병의원을 세울 수 없는 자본가가 의사를 고용해 병원을 세우는 것으로, 형식만 의료생협의 모습을 갖추고 영리를 취하기 때문에 과다검사, 과다 약물처방, 건강보험과다청구 등의 부작용이 생길 수 있다는 것이다. 따라서 의료생협이라고 무조건 과신하지 말고 유사 의료 생협인지 확인을 거친 후 진료를 보는 것이 좋다.

그리고 의료생협이라고 싸다고 생각하면 안 된다. 우리나라 의료법상 건강보험 적용항목을 할인해주는 것은 환자 유인 행위로 엄격히 금하고 있다.[13] 단지 보험급여가 되지 않는 경우는 약간의 할인이 가능한데 개인병원 수준에서 이런 검사를 시행하는 것은 도움이 되지 못할 가능성이 크다. 만약 이런 보험적용이 되지 않는 검사를 권유받으면 의사소견서를 가지고 종합병원이나 전문병원을 방문하여 상담하는 것이 좋을 것으로 생각된다.

제7장

의학 연구 참여 시 주의점

사례

아버지께서 어느날 갑자기 나에게 전화를 하시더니 의논하실 일이 있다고
하였다. 아버지는 현재 고혈압으로 집근처 인근 대학병원에서 치료 중으로
이번 외래 방문하였는데, 임상시험에 참여할 것을 권유받아 어떻게 하는 것이
좋겠냐고 문의하셨다.

임상시험

최근 국내 의료환경이 급격하게 변화하고 있다. 평균수명이 연장되고 태아 출산이 감소함에 따라 인구구조가 피라미드형에서 종형으로 변화되고 있는 것이다. 특히 고령화는 급격하게 진행되어 2018년이면 65세 이상의 고령인구가 전체인구의 14% 정도인 고령사회에 진입하고, 2026년이 되면 고령인구가 전체인구의 20%이상인 초고령사회에 진입하게 될 것으로 예상하고 있다.[1] 질병 양상도 당뇨, 고혈압, 심혈관 질환 등의 만성질환과 종양 등의 유병률이 최근 증가하는 추세를 보이고 있다 이에 따라 의료비도 급격하게 증가할 것으로 예측되고 있다.[2]

국내 의료기술도 눈부시게 발달하여 국내 의과학자들이 양질의 논문을 세계에 발표하면서 학문적 위상이 높아짐에 따라 국내 환자들을 대상으로 하는 임상시험연구 건수가 폭발적으로 증가하고 있다.[3] 지난 몇 년 간 우리나라의 임상시험 역량은 대단히 가파르게 성장하였다. 2013년 식약처의 2012년 임상시험계획서 승인 현황 자료를 보면, 2012년 임상시험 총 승인 건수는 670건으로 전년에 비하여 33.2% 증가하였고 이는 2002년의 55건에 비하여 10배 이상 증가한 수치로 평균적으로 매년 18.3% 정도 성장하고 있다.

임상연구에 대한 환자들의 인식도 이전보다 많이 좋아졌다. 몇 년 전만 하더라도 필자가 임상시험에 참가할 것을 권유하면 내가 마루타냐며 화를 내면서 거부하는 경우도 종종 있었지만 최근에는 임상시험 지원자를 모집한다고 병원이나 신문에 공고하면 연구에 자발적으로 참여하겠다고 연구센터를 방문하는 경우도 심심치 않게 볼 수 있다.

임상연구 증가는 국내 의료의 효과 및 효율성을 객관적으로 평가할 수 있고 임상연구 수준도 향상시키며 동시에 진료의 표준화가 가능하여 결국은 의료의 질을 향상시킬 수 있다. 또한 이런 임상시험에 대한 많은 경험 및 노하우는 정부, 학회, 연구자, 산업계만이 아니라 정치권 및 환자를 포함한 일반 대중들까지 한국의 신약개발 및 임상시험 역량 구축에 도움을 주고 있어 점점 더 많은 다국적 임상시험과 관련된 기관 및 의뢰자들이 관심을 가지고 한국을 찾아오고 있다. 이로 인하여 서울은 아시아에서 임상시험이 활발한 도시 중의 하나로 성장하였다.

최근에는 거의 개발이 다된 신약에 대한 임상시험뿐만 아니라 신약에 대한 초기 임상시험까지 우리나라에서 시행되고 있다. 초기신약에 대한 임상시험의 경우 동물실험을 통해 좋은 결과가 나왔을 때 초기신약을 임상에서 환자에게 처음으로 사용하는 연구로서 인간에게 어떤 효과와 어떤 부작용이 발생할지를 알아보기 위한 것이다. 그런데 이 임상시험은 초기신약에 대한 데이터가 부족하므로 상당히 난이도가 높은 연구로 평가되고 있다. 따라서 이런 연구를 우리나라로 선택한 것은 그만큼 우리나라 의료기관들이 능력이 있다는 반증이기도 하다.

그럼 임상시험이란 무엇인가? 임상시험에 대하여는 각 기관마다 다르게 정의하고 있다. 식품의약품안전청 의약품 임상시험 관리기준에 따르면, 임상시험용 의약품의 안전성과 유효성을 증명할 목적으로 해당 약물의 약동, 약력, 약리, 임상적 효과를 확인하고 이상반응을 조사하기 위하여 사람을 대상으로 실시하는 연구로 정의한다. 한편 위키피디아는 사람을 직접 대상으로 하거나 사람에게서 추출 또는 적출된 검체나 사람에 대한 정보를 이용하여 이루어지는 모든 시험이나 연구로 정의하였다. 이에 비하여 서울대학교병원 의생명연구원은 의약품을 개발, 시판하기에 앞서 그 물질의 안전성과 유효성을 증명할 목적으로 해당 약물의 체내 분포, 대사및 배설, 약리효과와 임상적 효과를 확인하고 부작용을 조사하기 위하여 사람을 대상으로 실시하는 시험 또는 연구로 정의하였다.

이와 같이 임상시험에 대한 정의는 기관마다 다르지만 결국은 새로운 의약품, 의료기기 및 치료법의 안전성과 유효성을 입증하기 위하여 수행되는 전향적 임상연구를 임상시험이라고 할 수 있을 것이다.[4] 과거에는 임상실험이라는 용어와 혼용된 적이 있으나 현재는 임상시험으로 통일하여 사용하고 있으며 임상실험이라는 용어는 더 이상 사용하고 있지 않다.

이에 비하여 임상연구란 특정 개인이나 집단을 직접 대상으로 하거나 그들로부터 유래한 행동양식 또는 세포조직을 대상으로 하는 연구를 말하는 것으로 병원에서 의료진이 상업적 또는 순수 학술연구를 위하여 인간 피험자를 대상으로 새로운 의약품, 시술법, 의료기기 등을 시험하는 일체를 말한다.

임상연구는 자료수집 방법에 따라 계획한 실험에 의해 연구자가 계획하고 제어하는 자료를 수집하는 실험연구와 연구자의 통제 없이 자료를 수집하여 관찰하는 연구로 나눌 수 있다. 또한 연구 진행 시간에 따라 후향적 연구(restrospective study), 현황적 연구(cross-sectional study), 전향적 연구(prospective study)로 나눌 수 있다. 또한 누가 연구를 주도하는가에 따라 의료기관에서 근무하고 있는 연구자가 연구를 계획하고 시행하는 연구자 주도 임상과 제3자인 연구 의뢰자가 임상연구를 계획하고 이를 의료기관에서 위탁 받아 연구를 시행하는 의뢰자 주도 임상으로 나눌 수 있다.

임상시험은 여러 단계로 나뉘어 각각의 단계에서 필요한 연구를 진행한다. 임상단계 이전인 동물 대상 실험이 있고 이후 1상, 2상, 3상, 4상 임상시험이 있다. 일반적으로 병원에서 시행하는 임상시험은 2, 3, 4상이 가장 많다.

1상 임상시험에서는 소수의 건강한 사람을 대상으로 안전성을 평가한다.

2상 임상시험은 새로이 개발된 신약의 유효성과 안전성을 증명하기 위해 면밀하게 평가할 수 있는 100~200명 정도의 한정된 환자에게 시행하며, 이를 통하여 신약에 대한 적용질환과 최적의 투여

량을 설정한다.

3상 임상시험은 신약의 유효성을 확인한 후 해당 질환에 얼마나 유효한지 추가정보를 얻거나 확실한 결과물을 얻기 위하여 시행되며 많은 환자 수(일반적으로 수백 명에서 수천 명)를 가지고 시행한다.

4상 임상시험은 시판 후 임상시험이라고 하며, 상업적으로 이미 시장에서 판매되고 있는 의약품의 부작용 빈도에 대한 추가정보를 얻기 위한 시판 후 부작용 조사와 시판 후 연구가 있다. 일반적으로 3상 임상 시험까지 마치면 약물은 상업적으로 시판이 가능하게 된다.

이런 임상시험은 현재까지 치료제가 없는 암환자나 기타 말기환자들에게는 최근에 개발된 신약을 무료로 먼저 투여 받을 수 있게 하고, 연구가 진행되면서 연구에 참여하는 환자들에 대한 의사들의 관심도도 높기 때문에 진료서비스의 질도 높아질 수 있다. 또한 임상시험을 유치한 병원과 의사는 의뢰자(주로 제약회사)에게서 많은 연구비를 지원받는다.

병원 입장에서는 환자들에게 연구하는 병원이라는 긍정적인 이미지를 얻을 수 있고 연구에 참여한 의사들은 저명한 국제학술지에 많은 논문을 낼 수 있게 된다. 이를 통해 병원은 간접적인 홍보 효과로 더 많은 환자들을 유치하면서 수익도 증가시킬 수 있게 된다. 더불어 여러 연구진이 다국적 기업의 신약개발에 참여함으로써 신약을 만드는 과정에 대한 기술을 습득하는 기회도 가질 수 있게 되므로 장기적으로 국산 신약 개발에도 도움이 되어 국가에서도 정책적으로 장려하고 있다.

임상시험의 그늘

하지만 임상시험은 위와 같은 밝은 부분만 존재하는 것은 아니다. 임상시험은 어두운 면도 함께 가지고 있다.[11] 임상시험은 말 그대로 임상시험이지 완전히 안전성과 효과성이 증명된 약이나 의료기기를 가지고 시행하는 것이 아니므로 예측하지 못한 부작용이 나타날 수도 있다. 때에 따라서는 기존의 약이나 의료기기보다 못한 결과가 나올 수도 있다.

2011년 한 TV 시사프로그램에서[6] 임상 시험의 안전성에 대한 문제를 지적하였다. 특히 임상시험에 참여하였다가 사망한 사람은 2011년 상반기에만 18명이나 되었는데, 이 가운데 7명은 임상시험 약물과의 관련성이 의심되었으며, 사망자 7명 중 4명은 한 다국적 제약사의 신약(간암치료제) 임상시험에 참여하였다가 숨진 것으로 나타났다고 보도하였다.

임상시험은 피험자가 자발적으로 참여하여야 하지만 반드시 그렇지 않는 경우도 있다. 먼저 경제적으로 어려운 환자들의 경우 보험급여가 되지 않는 고가의 약을 사용할 수 없는 절박한 처지에서 어쩔 수 없이 임상시험에 참여하는 경우가 있다. 또 자신의 진료를 담당하고 있는 임상시험자(교수)가 임상시험에 참여를 권유할 경우, 시험에 참여하지 않음으로써 앞으로 본인에 대한 진료를 거부하거나 최소한 거부하지는 않더라도 환자 진료에 소홀하지 않을까 하여 동의서에 사인을 하는 경우도 있다. 게다가 자신이 참여하고 있는 임상연구가 어떤 신약이나 새로운 의료기기를 사용하는지도 제대로 알지 못한 채, 등록금이나 생활비 마련을 위하여 대학생들이 임상연구에 참여하는 경우도 볼 수 있다.

피험자 보호 정책

오늘날 의생명과학의 발전을 위하여 임상연구는 필수적이지만 여러 윤리적, 법적 문제들이 일어날 수 있으며 때로는 피험자에게 치명적인 부작용이 생길 잠재성을 가지고 있다. 특히 신약이 안전하고 유효한지 검증하기 위해서 건강한 지원자 및 환자들에게 임상시험을 실시하게 되는 경우 피험자들은 약물이나 의료기기로 인하여 예측하지 못한 위험에 노출될 가능성을 가지고 있다. 이를 해결하기 위하여 임상시험 준비단계에서 필수적으로 절차적인 여러 규제 및 가이드라인을 설정하여 임상연구에 따른 법적, 윤리적인 문제를 보완하고 있다.

이런 여러 규제나 가이드라인들이 임상연구 초기부터 생긴 것은 아니다. 임상연구 초기단계에 미국이나 유럽에서 인간의 존엄성을 훼손하였던 어두운 역사적 사건이 여럿 있었고, 이를 보완하기 위하여 점차적으로 임상연구에 대한 여러 규제들이 생기게 된 것이다.[7,8]

예를 들어 제2차 세계대전에서는 나치 통제하에 수감자들을 대상으로 비인간적인 연구를 시행하였고 전쟁이 끝난 후 이를 보완하기 위하여 자발적인 참여 및 동의서, 적절한 위험·이익 분석 및 조건 없는 연구 참여 중단을 선언한 뉘른베르크 강령 및 1964년에는 피험자의 이익을 사회의 이익보다 우선하여야 하고 임상연구에 참여하는 피험자는 최상의 치료를 받아야 한다는 헬싱키선언 등이 좋은 예이다.

1972년에 미국에서 치료가 가능한 매독환자들을 고의로 치료하지 않고 매독의 임상결과를 추적 관찰한 터스키기 매독연구의 결과로 미국에서 연구 피험자의 권리와 복지를 보호해야 한다는 내용을 중심으로 현대적인 임상시험심사위원회 체계가 확립되었다. 비슷한 시기에 뉴욕대학의 연구팀은 뇌성마비 보호시설의 수용자에게 간염 바이러스를 인위적으로 감염시킨 후 이를 대상으로 연구를 진행시킨 윌로우부룩사건이 있었는데, 이후 어린이 등 사회적 약자를 적극적으로 보호하는 내용을 담은 규제법이 제정되었다.

국내에서는 1995년 의약품 임상시험 관리기준이 시행되었고, 2004년부터 생명윤리 및 안전에 관한 법률을 제정하여 피험자를 보호하는 법안을 제정하였다. 2013년 개정된 생명윤리 및 안전에 관한 법률에서는 인간 대상 연구에서 인간 또는 인체 유래 물질로 연구하는 기관은 의무적으로 생명윤리위원회를 설치하도록 규정하고 있다.

이런 많은 규제가 있음에도 불구하고 지속적으로 이와 관련된 여러 사건들이 발생하고 있다. 이는 생명과학분야에서 국제적인 경쟁이 치열해지고 학위 취득 및 교수직의 임용과 승진에 연구 업적이 점점 더 중요해졌기 때문이다. 따라서 과학 부정행위 또는 연구 부정행위는 연구자들에게 커다란 유혹이 되고 있으며 의료인과 제약 산업과의 관계도 동등하고 객관적인 관계에서 점차적으로 변질되어 가고 있다(이와 같이 서로의 이익이 상충하거나 갈등이 야기되는 상황을 이해상충(conflict of interest, COI)이라고 한다).[10]

이런 이해상충으로 인하여 연구 중 발생한 부작용으로 환자에게 해가 발생하더라도 시험자는 이를 숨기려 할 수 있고, 의뢰자 또한 성공적인 결과를 위하여 환자에게 부작용 또는 해가 생긴 사례를 숨기거나, 배제하는 등의 데이터를 조작할 수 있으므로 최근에는 이에 대한 규제가 강화되고 있다.

실제로 이와 관련되어 미국에서 크게 보도된 사건이 제시 젤싱어 사건이다.[9] 1999년 미국에서 유전적 질환을 앓고 있는 18세 제시 젤싱어가 펜실베니아 대학병원 임상시험에 참여하였다. 이 아이는 유전질환을 치료할 유전자를 가지고 있는 바이러스를 이용한 벡터를 주입 받고 나서 주입된 바이러스와 관련된 면역과민반응을 일으켜 사망하였다. 이 사건을 조사한 결과, 연구자, 대학연구소, 피험자를 보호하는 생명윤리센터까지 서로 재정적 이해관계로 얽혀있었다. 연구자는 임상시험 의뢰회사를 설립하고 이 회사로부터 재정적인 지원을 받고 있었다. 펜실베니아 대학 역시 임상시험으로 이익의 배당금을 받기로 되어 있었으며, 생명윤리센터는 임상시험 의뢰기관에서 재정적인 지원을 받고 있었음이 드러났다. 이 사건은 외국에서 임상 시험에 대한 윤리 문제를 일으킨 주요 사례로 보고되었다.

따라서 각 임상시험기관에서는 임상시험에 참여하는 피험자(환자)를 보호하기 위하여 여러 수단을 강구하기 시작하였고 이에 가장 대표적인 것이 충분한 설명에 의한 동의서(informed consent) 작성에 대한 의무 및 기관생명윤리위원회(IRB 또는 임상시험심사위원회)의 설치이다.[7]

최근 임상시험의 적절성을 판단하는 데 피험자에게 '충분한 설명에 의한 동의'를 받았는지에 대하여 상당히 중요하게 여기고 있다. '충분한 설명에 의한 동의'란 피험자들에게 임상시험에 참가하기 전에 해당 임상시험의 목적, 잠재적 위험, 이익 등에 대하여 충분히 설명하고 이에 대하여 동의서를 받도록 하는 것이다.

모든 임상시험은 연구자가 직접 환자 또는 보호자에게 임상시험의 목적, 검사, 환자가 준수하여야 할 내용, 임상시험의 잠재적 위험과 이익, 임상시험에 참여함으로써 여러 신체적 정신적 손상과 관련된 보상이나 만약 이런 부작용이 발생할 경우 치료 방법, 발생비용, 임상시험의 참여 기간, 피험자 수 등 임상시험에 대한 자세한 설명을 해야 한다. 이상의 정보가 주어지고 피험자가 충분히 이해하였고 동의하였다면 임상시험 연구자 및 연구에 참여하는 피험자가 동시에 서명하고 임상시험은 진행하게 되어 있다.

기관생명윤리위원회(IRB)란 계획된 임상시험이 연구자 및 과학자가 아닌 사람들에 의해 연구 계획이 과학적으로 타당한지 및 윤리적인지 검토하고, 임상시험의 연구 진행을 감독하며 진행된 연구 결과를 보고하도록 하는 과정을 통하여 임상시험에 참여하는 피험자의 권리, 안전, 복지를 보호하는 역할을 하는 기관을 말한다.

임상연구 참여

    그렇다면 본인이 임상연구에 참여를 권유 받는 경우 어떻게 대처하는 것이 좋을 것일까?

    우선, 임상시험 시험자(교수 포함)에게 임상연구에 대하여 자세한 설명을 해달라고 요구하라. 모든 임상연구는 임상시험의 시행이 점차적으로 연구자, 실시기관 및 의뢰자 중심에서 임상시험의 보호대상인 피험자(환자) 중심으로 변화하고 있다. 특히 피험자(환자)의 알 권리를 충족하기 위하여 충분한 설명에 의한 동의를 강조하고 있다.

    이는 해당 임상시험의 담당의사에게 목적과 방법 등 자세한 정보를 기술한 설명서를 받고, 충분한 설명을 들어야 하며, 모르는 내용은 확인하고, 가족이나 담당의사와 충분히 상의하여야 하며, 연구 참여자 스스로 참여 여부를 결정하여야 하고 마지막으로 연구 참여자가 원하는 경우 언제나 참여를 중단할 수 있음을 뜻한다.

특히 다국적 임상시험의 경우 연구 설계에 따라 임상시험에 참여한 환자들이 자신의 기대와 달리 대조군에 포함되어 실제 약이 아닌 가짜 약(위약)을 받음으로써 실제 치료약제를 복용하지 못하는 경우도 발생할 수 있다. 따라서 다시 한번 말하지만 연구에 참여여부를 결정할 때 시험자에게 모두 맡기고 서명만 하지 말고, 자세한 설명을 요구하고 꼼꼼히 읽어보며, 모르는 것이 있으면 반드시 물어보기 바란다. 의사들은 바빠서 이때 물어보지 못한다면 다음에도 물어보기 힘들기 때문이다. 경우에 따라서는 연구와 관련된 연구보조원(주로 간호사)이 설명하는 수도 있는데 마찬가지로 반드시 자세한 설명을 요구하기 바란다. 이는 피험자의 권리이며 의무이기도 하다.

둘째로, 동의서에 대하여 서명을 하고 나서 이 동의서의 사본을 달라고 요구하라. 그리고 이 사본을 잃어버리지 말고 반드시 소중히 보관하고 있어야 한다. 동의서에는 임상연구에 대한 개요 및 앞으로 어떻게 임상연구가 진행될 것인지, 대략적인 약물의 부작용 및 문제가 있을 때 연락할 수 있는 담당 연구자 또는 담당 임상간호사의 연락처가 기재되어 있기 때문이다. 임상시험에 사용하는 시험약물은 완전히 검증되지 않았기 때문에 예상하지 못한 부작용이 발생할 수 있다. 만약 임상시험 참여 도중 열 또는 구토 등 기타 평소와 다른 증상이 생기는 경우 동의서나 설명서에 기재되어 있는 연락처로 바로 연락을 하여 이런 증상에 대하여 어떻게 대처하여야 할지 임상시험연구자와 상의하여야 한다. 이는 환자 및 연구자에게 중요한 사건이 되고 이런 일이 약과 관련이 있는지를 반드시 평가하여야 하므로 모두에게 도움이 되는 것이다.

마지막으로, 환자들이 연구에 참여하면서 여러 가지 이유나 사정으로 마음이 바뀔 수 있다. 연구에 참여하는 것이 못내 불안하거나, 사용된 약으로 인하여 부작용이 발생하거나, 연구 목적으로 너무 잦은 병원 방문을 요구하거나 하는 경우가 있을 수 있어 연구에 참여하고자 할 때와 달리 참여하기 싫어지는 경우도 있을 수 있다. 이런 경우 마음속으로만 끙끙 앓지 말고 동의서에 적혀있는 해당 연구간호사나 연구담당의사에게 연락하는 것이 중요하다. 연구에 지속적으로 참여할지 말지는 피험자의 자유이다. 힘든 일을, 마음에 내키지 않는 일을 억지로 할 필요는 없다. 연구간호사나 연구 담당의사에게 전화하는 것을 겁낼 필요는 없다. 힘들면 힘들다고 이야기하고 이에 대하여 서로 상의하는 것이 중요하다.

임상연구에 따라서는 약간의 돈을 제공받을 수 있다. 제약회사 등의 의뢰자가 의뢰한 연구의 경우 연구비로서 임상시험에 참가한 환자들에게 교통비 명목으로 약간의 돈을 제공하기도 하는데, 한 번 방문할 때마다 1~5만 원 정도 주는 것이 관례이다. 또한 연구와 관련된 검사비 및 진료비, 투약비 등을 면제받는다. 하지만 모든 임상시험에서 모두 이런 혜택이 있는 것은 아니다. 연구자가 직접 연구를 고안하고 시행하는 경우 위와 같은 혜택을 못 받을 수 있다. 하지만 이렇게 무료 검사 및 교통비를 주는 연구가 다 좋은 것은 아니다. 제약회사는 임상시험에 상당한 비용의 연구비를 대고 있으므로 임상시험에 참여하는 피험자들에게 반대급부를 요구하는 다음과 같은 경우들이 있다.

첫째, 현재 임상시험에 사용되고 있는 약이 무엇인지 잘 알려주지 않는 경우인데, 피험자가 먹는 약이 신약이 아닌 위약 즉 밀가루 약일 수도 있다.

둘째, 병원 방문도 평소보다 자주 해야 하고, 많은 검사 및 까다로운 조건을 거는 경우도 있다. 즉 방문할 때마다 혈액 채취를 하고 어떤 때는 아침 식사를 거르거나 이제까지 약을 제대로 복용하였는지를 적어오라는 등의 요구를 하는 경우도 있다. 임상시험 참여에 따른 비용과 경비는 임상시험 종류에 따라 다르므로 이에 대하여는 확인한 정보를 연구자에게 문의하는 것이 좋다.

임상시험은 의학이 발전하는 데 반드시 필요하다. 이는 잘 활용하면 약이 되지만 그르치면 독이 될 수도 있다. 환자들은 임상시험의 참여를 권유 받았다면 신중히 참여 여부를 선택하고 임상시험 중 만약 부작용 등의 문제가 발생하면 주저하지 말고 꼭 관련된 시험담당자와 상의하기 바란다. 임상시험에 참여하지 않았다고 불이익을 주는 담당의사(연구자)는 세상에 없다.

제8장

건강검진, 비싼 것이 좋은 것일까?

사례

61세 남자 환자가 2주 전부터 발생한 흉통으로 외래로 방문하였다. 환자가 통증을 호소하는 부위를 눌렀을 때 심한 통증을 호소하였고 흉부 X선 검사상 폐에서 혹이 발견되지는 않았지만, 종격동 부근이 커져 있는 것이 이상하여 시행한 CT상 폐종양과 함께 흉곽으로 전이된 것을 확인할 수 있었다. 아마도 환자의 경우 심장의 그림자로 인하여 흉부 X선상 폐에 혹이 보이지 않고 이번에 발생한 흉통은 흉곽으로 전이된 종양에 의하여 발생한 것으로 생각되었다. 현재 환자의 상태에 대하여 설명하였더니, 서울의 유명한 종합병원에서 매년 건강검진을 받는데 그럴 리 없다고 하면서 화를 벌컥 내고는 나가버렸다. 그리고는 다른 병원에 가겠다고 하면서 시행한 검사의 사본을 요구하였다.

일반건강검진과 민간건강검진

우리나라가 경제적으로 여유가 있고 기대연령이 높아지면서 병에 걸리지 않고 건강하게 사는 것을 중요하게 여기기 시작함에 따라 건강검진에 대한 욕구도 함께 증가하기 시작하였다. 건강검진이란 건강 상태 확인과 질병의 예방 및 조기 발견을 목적으로 여러 검사 및 의학적 검진을 시행하는 것을 말한다. 이는 한마디로 '조기발견 조기치료'로, 증상이 없거나 미약한 초기단계에 질병을 발견하여 합병증이나 후유증이 생기지 않도록 초기에 치료하는 것이 건강검진의 목적이다.[2]

건강검진이 보편화되면서 2009년 현재 40세 이상 성인의 60% 이상이 최근 2년 이내 건강보험공단에서 시행하는 검진을 받았고, 자비로 일반건강검진을 받은 사람도 11%나 되었다.[3] 현재 우리나라는 다수의 대형 민간검진기관이 경쟁적으로 검진 역량을 확장하고 민간건강검진이 활성화되면서 비용도 크게 증가하기 시작하여 2009

년 1.4~1.6조 원에서 2015년 2.5~2.8조 원으로 앞으로도 지속적으로 커질 전망이다.[4]

건강검진은 시행하는 사업체에 따라 국가에서 시행하는 국민건강보험공단 일반건강검진과 민간의료기관에서 자발적으로 시행하는 건강검진으로 나눌 수 있다. 국가에서 시행하는 건강보험검진의 경우 가장 기본적이고 필수적인 검진 항목만 시행하지만 개인의 경제적 부담이 없는 반면, 민간 검진의 경우 개인의 특성과 선호에 따라 다양한 검진항목을 선택할 수 있지만 경제적인 부담이 크다. 문제는 국민들이 민간의료기관에서 건강검진을 선택할 때 의료기관마다 건강검진 비용이 수십만 원에서 수백만 원까지 천차만별이고 또한 추가로 하는 선택항목도 너무 많아 얼마나 어떻게 건강검진을 선택하여야 잘지 잘 모른다는 점이다. 그러다 보니 건강검진을 시행 예정인 사람이나 부모님께 효도한다고 건강검진을 시켜드리는 자식들의 입장에서는 비용이 저렴한 검진(그래도 수십만 원이 넘는다)을 받게 해드리면 왠지 미안한 마음도 들고 때로는 상대적인 허탈감을 느끼게 되는 경우도 있다.

그렇다면 과연 건강검진은 질병을 찾는 데 효과적일까? 또한 비싼 건강검진이 싼 건강검진보다 더 좋을까? 건강검진은 과연 들어가는 비용에 비하여 효과적인 것인가?

첫번째 질문에 대한 가장 적절한 답은 그렇다이다. 최근 한 연구에 따르면[5] 국가건강점진 수검을 받지 않은 자에 비하여 건강검진을 받은 경우 심근경색과 뇌졸중 등의 심내혈관계 질환발생율이 더 낮았다 또한 병원 이용횟수는 더 많았지만 입원을 적게 하고 의료비를 적게 쓴다고 보고하였다. 비용을 고려하지 않고 사업의 효과성만을 판단하는 실증적인 연구에서도[6] 건강검진을 받는 것이 일부 인구집단에서 사망 발생과 심뇌혈관 합병증을 예방하는 효과가 있으며 건강검진 이후 대상자의 생활습관 개선에 대한 의지와 실천율에 긍정적인 영향을 미친다고 보고되었다. 따라서 건강검진이 일반적인 질병의 조기 진단에 도움을 준다고 생각하는 것은 합리적인 것 같다.

고가의 건강검진

그렇다면 고가의 건강검진이 과연 저가의 건강검진보다 더 질병을 잘 찾아내고 효율적인가? 일반인은 비용이 비쌀수록 정밀한 검사가 더 많이 시행하므로 조기 질병을 찾아내는 데 더 효과적이라고 생각하므로 이왕이면 경제적으로 부담이 되더라도 비싼 건강검진을 선호하는 경향이 있다. 우선 비싼 건강검진이 왜 비싼지에 대하여 이해하려면 대학병원 건강검진센터의 수십만 원 정도 되는 일반 기초검진과 수백만 원이나 하는 정밀검진에서 무엇이 차이 나는지를 확인한다면 비싼 검진과 싼 검진 사이에 어떤 검사 때문에 가격이 이렇게 차이가 나는지 간접적으로 확인할 수 있다.

일반 기초 검진과 비교하여 정밀검진에서는 일반검진에 없는 흉부 및 복부CT, 관상동맥 CT, 심장초음파, 경동맥 초음파, 뇌 및 뇌혈관 MRI, 갑상선초음파, 골밀도 검사, 기타 특수 종양 표지자 검사, 양전자 단층 촬영(PET) 등의 특수 검사가 추가되어 있음을 알 수 있다. 이런 검사 기기들은 일반적으로 종양이 발견된 경우 얼마나 퍼져 있는지, 얼마나 큰지 등에 사용되거나 협심증, 당뇨, 고혈압 등의 기저 질환이 있는데, 이로 인한 합병증의 평가를 위하여 현재 사용하고 있는 고가의 최신기기들이다.

　문제는 위와 같은 고가의 정밀검사들을 문제가 없는 건강한 사람들에게 질병의 선별검사로 건강검진에서 사용하는 것이 질병의 초기 발견에 도움이 된다는 명확한 증거는 아직 없고 이에 대한 적정성 평가도 제대로 이루어지지 않았다는 점이다. 이는 단지 비싼 것이 좋을 것이라는 국민들의 일반적인 인식을 악용하는 상업적인 색채를 띠고 있는 것도 사실이다.

건강검진의 부작용

또한 건강검진에서 간과해서는 안 될 점은 비싼 건강검진일수록 사용하게 되는 CT나 PET-CT 등의 장비들에 의하여 방사선에 노출되는 정도가 크게 높아진다는 것이다. 이런 고가의 정밀 의료기기들은 영상을 얻는 데 방사선을 이용하는데, 방사선의 가장 큰 문제점은 노출될수록 몸에 쌓인다는 점이다.

일반적으로 흉부 CT를 한번 시행하는 경우 일반 가슴 X선 검사보다 100배 정도의 방사선에 노출된다. 즉 가슴 X선 검사를 한번 찍는 경우 보통 0.1mSv(밀리시버트, 방사선량의 단위)의 방사선에 노출되지만, CT촬영은 한 번 찍는 데 약 10mSv정도, PET-CT의 경우 약 10-25mSv 정도, 관상동맥 CT의 경우는 16mSv 정도의 방사선에 노출되며 이는 1년 동안 한 사람이 일상생활에서 받는 자연방사선 3mSv의 3~8배 수준이다. 따라서 CT, PET 등의 검사가 포함된 고가의 건강검진의 경우는 최대 50mSv 정도의 방사선에 노출될 수 있다. 10년간 매년 같은 건강검진을 받는다면 약 500mSv정도의 엄청난 양의 방사선에 노출되는 셈이다.

방사선 관련 업무에 종사하는 의료인의 경우 방사선 노출 제한량은 연간 최대 20mSv로, 100mSv에 노출되었을 경우 암 발생 위험도가 증가한다고 알려져 있다. 또, 500mSv 이상 노출된 경우 백혈구 수가 감소하기 시작하며, 만약 단기간에 일시적인 피폭을 당하는 경우 백내장이나 불임, 홍반, 탈모, 급성 방사선 조사증후군이 발생할 수 있다고 알려져 있다.[10] 이외에도 CT 촬영시 사용되는 조영제로 인한 부작용, 즉 급성신부전(갑자기 콩팥 기능에 이상이 생기는 것), 두드러기, 조영제 알러지로 인한 아나필락시 쇼크도 발생할 수 있다.

따라서 CT 등 방사선을 많이 사용하는 건강검진은 이를 통해 얻는 이득과 피해를 면밀하게 따져보아야 한다. 즉 이미 암으로 진단된 경우와 같이 필요에 의하여 CT를 측정하는 경우는 방사선 노출에 의한 불이익보다는 진단과 치료에 대한 이익이 훨씬 크지만, 아픈 데 없는 건강한 사람이 방사선에 지속적으로 일정 수준 이상 노출되는 것은 이익보다는 손해가 될 가능성이 높다. CT 외에 건강검진에서 시행하는 대장 내시경도 검사 중 대장에 천공(구멍이 뚫림)이 생기거나 조직검사 후 출혈 등의 합병증이 생길 수 있다. 또한 건강검진에서 시행하는 각종 검사에서 암이 없지만 암일 수 있다고 나오는 소위 위양성(가짜 양성)의 경우도 생길 수 있다. 이런 경우 암의 여부를 확인하기 위하여 침습적인 조직검사를 시행하게 되는데, 이런 검사 과정에서 조직검사 부위에서 염증 및 출혈 등의 각종 부작용이 발생할 수 있다.

역으로 건강검진에서 특별히 문제가 없었지만 얼마 지나지 않아 암이 발견되는 위음성(가짜 음성)도 있을 수 있다. 대표적인 것이 위암과 유방암 검진이다. 위암 초기의 경우 진단이 쉽지 않아 상부내시경에 경험이 풍부하지 않은 의사라면 발견하지 못하는 경우도 종종 있다. 또한 증식위벽염(linitis plastica)과 같이 한 부분에 궤양을 동반하는 일반적인 경우가 아닌 위 전체에 퍼진 경우는 상부내시경에서 놓칠 수 있다는 것이다. 유방암 역시 검진에서 발견되지 않은 유방암이 검진에서 찾아낸 암보다 약 2배 가량 많다고 한다. 하지만 많은 건강검진의 경우 이런 사실을 수검자에게 알리지 않고 있다.

2005년 국민건강보험공단에서 개최한 건강검진의 올바른 이해와 정당한 평가를 주제로 한 국제 학술세미나에서[11] 건강보험의 건강검진이 일반 종합검진과 비교할 때 부실한지에 대한 연구를 발표했다. 미국 질병예방 특별위원회 위원장인 컬란쥐 박사는 "한국에는 건강보험에서 시행하는 무료 건강검진이 있지만 많은 한국인들은 별도로 병원에서 값비싼 종합검진을 선호하는 것 같다"면서 이러한 종합검진 항목들 중 CT, 초음파검사, MRI, 골밀도 검사, 종양표지자 검사들은 이익보다는 해악이 더 많은 결과를 초래할 가능성이 있다고 지적했다. 그리고 미국에서는 이런 검사를 건강검진의 목적으로는 권고하지 않는다고 하여 주목을 받았다.

올바른 건강검진

이런 건강검진을 계속 받아야 하는가? 받는다면 어떻게 하는 것이 좋을까? 필자는 국가에서 시행하는 건강검진은 민간 건강검진 프로그램에 비하여 떨어지지 않는 건강한 대안 중의 하나라고 생각한다. 우리나라는 2007년부터 생애전환기 건강진단 프로그램을 시행하였고 2009년부터는 건강위험평가를 통한 생활습관 개선과 사후관리 강화에 초점을 맞추고 있다.[3] 이 프로그램은 직장에 다닌다면 추가적인 부담없이 매년 또는 2년에 한번 직장검진을 의무적으로 하도록 되어있고 일반 지역가입자나 세대원의 경우 40세 이상에서는 매 2년마다 1회 건강보험에서 지원하는 건강검진 프로그램을 이용할 수 있다. 또한 나이에 맞추어 위내시경과 대장내시경을 포함한 여러 암 검진 및 생애전환기 검진 등을 무료로 이용할 수 있다.

문제는 국가에서 시행하는 건강검진은 무료임에도 불구하고

2009년에 1차 검진 대상자의 단 66%만이, 암 검진의 경우 45%만이 검진을 받았다. 이는 사정상 시간을 낼 수 없어 수진을 하지 않는 경우도 있지만, 무료이기 때문에 믿지 못하겠다는 정서도 있는 것이 사실이다.

필자는 개인적으로 건강한 사람이라면 건강보험에서 정기적으로 시행하는 일반검진 정도라면 충분하고, 만약 부족하다고 느끼는 경우는 개인적으로 알고 있는 동네의사와 상의 후 자신에게 필요한 검사를 몇 가지 추가적으로 선택하는 것이 좋을 것으로 생각한다. 그러나 현재 앓고 있는 질환이 있거나 현재 몸에 나타나는 증상이 있다면 건강검진보다 병의원에서 의사의 진료를 받는 것이 좋겠다. 특히 가슴이 아프다던지, 숨이 차고 어지러운 증상이 명확한 경우는 건강검진으로 가지 말고 즉시 의사를 만나기 바란다.

필자의 경우 환자가 가슴이 아픈 증상이 있었는데 의사와 면담 없이 건강검진을 시행받다가 갑자기 흉통이 악화되어 응급으로 심장에 대한 치료를 시행한 적도 있었다. 또한 건강검진은 패키지로 되어 있어 검사항목을 빼는 것이 어렵다. 기본건강검진 프로그램에서 정밀검진 프로그램으로 특수검사를 추가하는 것은 쉽지만 기본 건강검진에 속하는 검사 중 원치 않는(예를 들어 며칠 전 병원에서 검사한 항목은 필요 없다고 생각하는 경우) 일부 항목을 빼는 것은 대부분의 병원이 불가능하다.

마지막으로 검진에서 나온 문제점에 대하여 스스로 사후 관리가 필요하다. 특히 건강검진상 대사증후군으로 나오고 비만, 당뇨 전단계나 고혈압 전단계와 같이 성인병으로 나오는 경우 술과 담배를 줄이고, 꾸준히 운동하거나 식생활을 개선하는 등의 생활습관을 바꾸는 것이 중요하다. 단지 일 년에 한 번 건강검진만 받아 병이 있는지 없는지만 확인하고 그 결과에 대한 실천이 없이는 의미가 없는 일이다.

건강검진을 아무리 시행한다고 하더라도 모든 숨겨진 질병을 다 찾아내지는 못한다.[12] 따라서 검사 전 의료진에게 현재의 증상, 가족력, 생활습관을 알리고 적절한 검사를 선택해서 받아야 한다. 이전에 약물이나 조영제에 대한 부작용이 있었는지 여부도 의료진에게 알려야 검진하다가 합병증이 발생하는 것을 막을 수 있다. 다시 한 번 말하지만 현재 두통이나 흉통 등의 명확한 증상이 있으면 일반적인 건강검진을 찾는 것보다 해당 진료과를 찾아 진료를 받는 것이 효율적이고 안전하다. 위암을 찾는 데는 위내시경, 대장암을 찾는 데는 대장내시경이 비싼 양전자 단층 촬영(PET)보다 정확하다. 반드시 비싼 정밀검사가 건강검진과 같은 선별검사에 기존 검사들보다 효율적이지는 않다는 사실을 기억하는 것이 좋겠다. 건강검진에서는 비싼 것이 비지떡일 수 있다.

추가적으로 민간 건강검진은 본인 스스로 모든 검사의 비용을 부담한다. 즉 모든 검사비용을 100% 자기 부담으로 내는 것이다. 이에 비하여 어떤 증상이 있어 의사에게 진료를 받은 후 검사를 시행하는 경우, 같은 검사이지만 검사 비용의 30%만 부담하면 된다. 물론 검사비용이 주는 것이 아니라 나머지는 건강보험에서 부담하는 것이다. 이는 건강검진의 천편일률적인 고가의 검사보다 의사와 상담하는 것이 환자에 맞추어 꼭 필요한 검사만 받을 수 있고, 더불어 검사비용을 할인 받을 수 있으므로 경제적으로 이익이다. 마지막으로 민간 건강검진의 경우는 의료비로 세금공제의 혜택을 받지 못하지만 의사 진료를 받는 경우는 의료비로 세금공제의 혜택까지 누릴 수 있다는 점도 알아 두자.

제9장

민간 의료손실보험이
의료비 부담을 줄여줄까?

사례 ①

모 종편 주말 프로그램에서 '암보험'을 주제로 한 내용이 방송되었다. 암의 발병 원인에 대한 간략한 소개가 있었고 연예인 패널 중에서 유방암으로 진단받고 여러 차례 수술 및 항암치료를 받는 등의 고생을 한 자신의 사례를 재미있게 이야기하였다. 다음 연예인 패널은 간암말기 선고 후 간이식 수술까지 받고 현재는 건강을 되찾았지만 치료비가 상당히 많이 들어 자녀와 주변의 도움을 받았지만 경제적으로 힘들었다고 하였다. 마지막으로 연예인 패널의 어머님께서 유방암 판정을 받고 1년 정도 여러 병원에서 치료를 받았는데 국적이 미국인 관계로 건강보험 적용이 되지 않아 치료비가 많이 들어 우울증과 공황장애까지 발생하였다고 하였다. 중간중간 보험과 관련된 패널이 소개되었고 마지막으로 보험관리사가 나와서 암보험에 대한 일반적인 소개 및 보험을 가입하시고 또한 꾸준히 유지하는 것이 더 중요하다는 조언을 하고 프로그램은 종료되었다.

사례 ②

52세 여자 환자가 허리 통증으로 내원하였다. 환자의 증상을 평가하기 위하여 외래에서 여러 검사를 하였으나 환자 분이 무조건 입원하여 검사하길 원했다. 이에 담당의사는 이 정도의 상태라면 외래에서 검사해도 된다고 이야기 하였으나 막무가내였다. 이유를 물어보니 현재 사보험에 가입하였는데, 이 보험은 입원해서 검사 및 치료한 것만 비용을 환급 받을 수 있다고 하였다. 담당의사는 알았다고 하고 입원시켜 검사를 진행하였다.

사례 ②

52세 여자 환자가 허리 통증으로 내원하였다. 검사상 허리 디스크로 진단받았다. 담당의사는 입원을 권유하면서 '혹시 손실보험에 가입하셨나요?'라고 물어 그렇다고 대답하였다. 담당의사는 알았다고 하고 뜻 모를 미소를 지었다.

국민건강보험과 민간보험

우리나라가 고령화가 진행됨에 따라 암과 심장질환으로 인한 사망이 꾸준히 늘고 있다. 2011년에 3대 사망원인은 악성신생물(암), 뇌혈관질환, 심장질환으로 총 사망자의 47.4%이었으며 이중 27.8%가 암으로 사망하고 있으며 폐암이 가장 많이 사망한 암이었다. 10만 명당 암에 의한 사망률은 2001년 122.9명에서 2011년 142.8명으로 증가했고, 10만 명당 심장질환에 의한 사망률은 2001년에 33.9명에서 2011년 49.8명으로 증가하는 추세를 보이고 있다.[1]

최근에 건강보험의 급여 확대 및 소득 수준의 향상으로 의료 서비스 산업은 빠르게 성장하고 있다. 하지만 GDP에서 차지하는 비중은 아직도 선진국의 절반에 불과하며 최근의 인구 고령화에 의해 의료서비스 산업은 지속적으로 성장할 것으로 예측되고 있다.[2] 이에 정부에서도 경제성장의 원동력으로 경제분야, 교육분야와 더불어 의료산업에 주목하고 있다. 하지만 국내 의료 서비스산업의 지속적인 성장은 바꿔 말하면 건강보험 및 개인의 지속적인 경제적 부담 증가라고 할 수 있다. 또한 지속적인 의료기술의 발전과 한정된 건강보험 재원으로 인하여 병원의 비급여 항목 비중이 줄지 않고 있어 암, 희귀질환을 가진 환자 가족들 중 일부는 의료비 부담으로 경제적 파산 지경에 이르기도 한다.

정부는 우선적으로 암, 심장, 뇌혈관, 희귀난치질환과 같은 4대 중증질환의 본인부담 비율을 10%에서 5%로 인하하는 등의 보장성 강화정책을 펴고 있지만, 의료비 부담은 지속적으로 급격하게 증가할 것으로 예측되며, 국가의 성장률 정체 및 생산인구의 감소와 함께 건강보험 재정은 더욱 악화될 것으로 전망되고 있다.[3] 따라서 정부에서는 이런 문제를 해결하기 위하여 건강보험료 인상이나 국고 지원 증가 등의 추가적인 사회적 재원을 투입하는 방식보다 보충형 민간의료보험을 대안으로 제시하고 있다. 이에 2012년 4월을 기준으로 실손의료보험 신규가입자가 매년 300만 명을 넘어서고 있을 뿐만 아니라 총 가입자 수가 약 2500만 명(단체보험, 유사보험 포함 시 약 3000만 명 추산)에 육박하였으며[4,5], 개인당 월 평균 납입료는 월 7~10만원이었다.

이런 보충형 민간의료보험 중 대표적인 것이 실손형 민간의료보험(의료실비보험) 및 암보험으로, 가입하는 대다수의 사람들은 중산층과 서민이다.[6] 최근에 민간의료보험이 많이 활성화되면서 이를 판매하기 위한 광고를 홈쇼핑 및 케이블 TV에서도 자주 볼 수 있다. 특히 홈쇼핑의 경우 천편일률적으로 실손형 민간의료보험이나 암보험에 가입할 것을 권유하고 있고 오늘 내세우는 조건이 언제나 마지막임을 강조하면서 시청자들을 유혹하고 있다. 실손형 민간의료보험이란 실제로 지출한 병원비를 보장받을 수 있는 보험이다. 즉 크고 작은 질병, 상해, 입원 및 통원비에 대한 자기 부담금 및 비급여 항목에 대한 의료비용을 보장받을 수 있는 보험이라는 뜻이다. 암보험은 계약한 암으로 진단되었을 경우 일시에 보험금을 지급하는 형식과 진단금이 낮은 대신 수술비, 입원비, 방사선 치료비 등의 보장이 다양한 종합형이 있다. 이외에도 급성심근경색증이나 뇌출혈과 같은 심뇌혈관 질환을 특약으로 같이 가입하기도 한다.

최근 처음과 달리 이런 민간의료보험들이 여러 부작용을 일으키고 있다. 우선 실손형 민간의료보험부터 보기로 하자. 병원에 입원하거나 외래진료를 보았을 때 발생하는 본인부담금 및 비급여 항목은 환자들에게 경제적인 부담을 일으키는 주요항목이지만 이는 의료 과소비를 막는 일종의 중요한 장벽의 역할을 하기도 한다. 하지만 손실형 민간의료보험의 경우 환자들의 경제적 부담이 없어짐으로 인하여 자주 병원을 찾게 되고 또한 비용이 싼 외래검사보다는 입원하여 검사하기를 선호하게 되었다. 즉 실손형 민간의료보험의 경우 입원했을 때에 더 큰 혜택을 받을 수 있으므로 가입자들은 외래에서 검사를 시행하는 것보다 입원 검사를 선호하게 되기 때문이다. 또한 의사 입장에서도 환자의 의료비 부담에 대한 고민 없이 비급여 검사를 시행할 수 있게 되었다는 점이다.

이로 인하여 건강보험이 보장하지 못하는 비급여진료를 팽창시키는 예상치 못한 결과를 낳게 되었다. 이는 통계적으로 증명되고 있다. 민간보험사 자료에 의하면 국민건강보험의 입원진료비의 비급여 비중은 20%인데 반해 실손의료보험 가입자의 비급여 비중은 30%이었다.[7] 더불어 의료실비보험은 가입자의 모든 의료비를 부담하는 것이 아니라 건강보험이 보장을 해주지 않는 본인부담금과 건강보험 비급여 항목에 대하여만 보장해주므로 역으로 건강보험의 비용지출도 증가하는 부작용이 발생하였다. 정부도 이러한 의료실비보험의 증가가 수술 및 입원의 증가로 이어져 보험재정의 악화로 이어질까 노심초사하고 있다.

특히 많은 사람들이 오해하고 있는 것 중의 하나가 실손형 민간의료보험을 두 개 가입하는 경우 병원에 입원하여 100만원을 지출하였다면 각각의 보험회사에서 각각 100만원씩 받을 수 있을 것으로 생각하는 것이다. 결론적으로 그렇지 않다. 여러 보험회사에 각각 따로 보험료를 내더라도 보험금을 받을 때는 가입한도 내에서 각 보험사별로 비례해 나눈 보험금을 받게 되어 결국은 모두 내가 병원에 지불한 만큼만 받게 되는 것이다.[8,9] 이는 실제 지출한 의료비 이상의 보험금을 지급하면 일부러 사고를 내서 이득을 취할 우려가 있기 때문이라고 한다. 앞으로는 보험회사에서 중복 가입한 것이 판명된 가입자의 경우 보험금 지급을 거절할 계획이라고 하니 더 주의가 필요하다.

문제는 보험회사에게도 있다. 즉 손해보험사들은 데이터베이스를 공유하고 있어 확인만 하면 쉽게 알 수 있기 때문에 피보험자가 보험에 가입할 당시나 가입 직후 중복가입임을 쉽게 알 수 있음에도 불구하고 이런 내용에 대해 설명하지 않는다. 그래서 매달 꼬박 꼬박 보험료를 받다가 나중에 보험금을 지불하는 경우에 위의 약관 조항을 들어 보험료지급을 거절한다는 것이다. 물론 이제까지 각각 다른 보험회사에 낸 보험료도 절대로 환불해주지 않는다. 따라서 보험에 가입하고자 한다면 이전에 실손의료보험에 가입하였는지를 생명보험협회, 손해보험협회 및 보험개발원 홈페이지에서 확인하는 것이 필요하다.

암보험 역시 고민해볼 필요가 있다. 보험은 가장 기본적인 계약 부분인 주계약과 주계약을 확대하기 위한 특약으로 구성되어 있다. 과거에 암보험은 주계약에 진단, 수술, 입원, 사망 보험금이 지급되었으나 현재 주계약은 종신형에 암 진단시 특약 따로, 암수술비 특약 따로, 암입원비 특약을 따로 쪼개서 세분화하여 가입하고 있다.

보험회사의 보험료 지급 문제

　최근 암에 걸리는 가입자가 많아 암보험의 손해율이 악화되었다
는 이유로 보험회사들이 암보험 판매를 중단하였다는 기사가 신문
에 실린 적이 있다.[10] 정말 그럴까? 만약 정말로 수익성이 없다면 합
리적인 보험회사라면 바로 신규가입을 중단시키고 방송이나 케이
블 홈쇼핑에서 암보험에 대한 광고를 중단할 것이다. 하지만 보장
액을 줄여 슬그머니 판매를 재개하여[11] 최근에 TV를 켜면 거의 매
시간 마다 암보험 및 실손의료보험 광고를 내보내고 있다. 어쩌면
수익성이 악화되어 판매가 곧 종료된다거나 보험료가 곧 인상된다
고 신문이나 인터넷에 홍보하는 것은 판매가 중단되니 어서 가입
하라는 마케팅의 일종일 수도 있다는 생각이 들곤 한다.

　최근에 출판된 한 책에서[6] 민간의료보험의 구조에 대하여 자세하
게 분석하였다. 민간의료보험료는 순보험료와 부가보험료로 구성
되며, 순보험료는 위험보험료와 저축보험료로 구성된다. 위험보험

료는 보험금 지급이 이루어지는 재원이 되는 보험료를 말하며 저축보험료란 만기 환급금이나 중도 해약금의 지급을 위한 보험료이다. 사업비인 부가보험료는 보험설계사 계약비, 광고비, 회사 운영비 등을 말한다. 암보험의 손해율이 100%가 넘었다는 것은 위험 보험료에서 예상보다 높은 비율로 지급되었다는 뜻이다. 하지만 보험회사가 위험 보험료율이 전체 보험료에서 얼마나 차지하는 지는 밝히지 않고, 단지 보험회사가 적립한 위험 보험료율보다 보험금지급이 초과한 것을 가지고 손해율이 100%가 넘었다고 발표하는 것이다. 하지만 보험회사는 적립한 위험보험료에서만 이익을 남기는 것이 아니라 사업비 및 저축성 보험료에서도 이익을 남길 수 있고, 적립한 위험보험료보다 적게 지급한 경우에는 이를 가입자에게 돌려주지 않고 자기 이익으로 돌려버린다. 또한 모든 암을 다 보장하지도 않는다.

최근에는 보험사들이 암에 대하여 '중대한'이란 형용사를 붙이면서 보장을 축소시키기 시작했다. 그렇다면 중대한 암이란 무엇일까? 예를 들어 우리나라에서 가장 많이 발생하는 암인 갑상선암은 중대한 암에 해당되지 않는다고 판단해 보험금을 지급하지 않거나 적에 지급할 수 있다. 즉 갑상선 암은 진단 확정 후 5년 이내에 사망할 확률이 5% 이내이기 때문에 비교적 예후가 좋은 대표적인 악성신생물(암) 질환으로 보아, 보험회사의 계약서상 '중대한' 암에 해당하지 않는다고 판단하는 것이다. 이런 사항은 다음의 예에서도 확인할 수 있다.

한편, 보험회사에 보험금을 청구하기 위해서는 악성신생물(암)으로 '진단'을 받아야 하는데 '진단'의 의미에 대하여 역시 논란이 되고 있다. 암으로 진단받았다는 말은 악성종양이 의심이 되는 부위에서 조직검사를 시행하여 이를 현미경으로 관찰하여 암에 합당한 소견이 나오는 경우를 의미한다. 하지만 최근에 의학이 발달함에 따라 조직검사상 경계성 종양, 상피 내암 (carcinoma in situ) 등 현재 악성은 아니지만 앞으로 악성으로 발전할 가능성이 높다고 생각되는 경우 수술이 필요한 경우도 있고, 양성종양이지만 생기는 위치나 크기에 따라서는 악성 종양과 같이 취급하여 수술이 필요한 경우도 종종 볼 수 있다. 많은 암보험의 경우 조직검사상 악성종양으로 확정진단을 받아야만 보험금을 받을 수 있으므로 위와 같은 경우는 보험회사에서 암보험에 의한 보험금을 지급 받기 쉽지 않다. 그런데 이런 사항은 대부분 아주 깨알같이 작은 글씨로 약관에 설명되어 있다.

또한 의사들이 발급하는 진단서에 여러 가지 사정상 '임상적 추정'이라는 단어를 표시하였다면 보험금 지급을 못 받을 수도 있다. 의사는 온 몸에 퍼져있거나 또는 조직검사를 시행하기 매우 위험하다고 판단이 되는 경우 병변에 대한 조직검사 및 병리학적 검사를 진행하지 않고 CT나 MRI의 소견 및 기타 진단검사적인 소견만 가지고 바로 방사선치료나 항암치료에 들어가는 수도 있다. 이런 경우 보험사에서 보험금을 못 받을 수 있다는 것이다.

또한 수술비를 보험의 특약으로 설정한 경우 '수술'에 대한 정의도 문제가 될 수 있다. 최근 의료기술이 발전하면서 여러 질병에서 칼로 절개하는 과거의 전통적인 수술보다는 내시경적 수술과 같이 비교적 상처를 덜 남기는 새로운 수술기법(시술기법)이 많이 생기고 있다. 예를 들어 최근 한 주말 연예프로그램에서 모 연예인이 조기 위암으로 진단받고 기존의 복부절개 후 암조직이 있는 위를 절제 하지 않고 덜 침습적으로 내시경을 보면서 위암 병변 부위를 잘라 내는 절제시술을 시행 받는 장면을 편집해서 보여주었다.[12] 이 경 우 '수술시 수술비를 지급받는 보험'에 가입하였다면 이런 내시경 적 절제술로 시행한 치료비에 대하여 보험회사가 보험비를 지급할 지 여부는 보험사마다 다를 수 있다는 뜻이다. 이는 극단적으로 말한다면 이와 같이 덜 침습적인 최신의 의료 방법 대신 복부나 흉부를 절개하는 전통적인 방법으로만 수술해야 보험금 지급을 받을 수 있는 황당한 상황에 맞닥뜨릴 수도 있는 것이다.

이와 함께 최근 심혈관 질환 특히 관상동맥 질환을 앓고 있는 환 자가 점차적으로 늘고 있어 최근에 보험회사들은 암보험과 함께 심뇌혈관 질환에 대한 특약사항을 함께 선보이고 있다. 이 특약을 자세히 살펴보면 모든 허혈성 심장질환에 대하여 보험금을 지급하 는 것이 아니라, 그 중 '급성심근경색'으로 진단된 것만 보험금 지급 대상으로 한다는 것이다. 허혈성 심장질환이란 관상동맥이 좁아지 거나 막히는 질환을 총칭하는 것으로, 크게 협심증과 심근경색증 으로 나눌 수 있다. 이에 대한 유병률을 비교해보면[13] 협심증(안정형 협심증, 불안정 협심증)의 유병률이 급성심근경색보다 10배는 많다. 예 를 들면 2004년 기준 급성심근경색증 발병률은 인구 1000명당 1.05명, 유병률은 인구 1000명 당 3.39명인 데 비하여 협심증의 평 생 의사진단 유병률은 1000명 당 11.3명이고 연간 의사진단 유병률은 1000명당 10.5명이다(보험에서는 이전에 진단을 받지 않은 자를 대상으로 보험금을 지급하므로 심근경색은 발병률을, 협심증의 경우는 연간 의사진단 유병율을 참고하면 된다). 하지만 보험특약에서는 발병이 더 많은 협심증은 보험금 지급사항에서 쏙 빼버렸다.

뇌출혈도 마찬가지이다. 뇌혈관 질환에는 뇌혈관이 막히는 뇌경색과 뇌혈관이 터지는 뇌출혈이 있는데, 빈도수는 뇌경색이 훨씬 많다. 예를 들면 2004년 뇌졸중 발생률은 1000명당 1.64명이었고, 이중 허혈성 뇌졸중은 61.6%, 출혈성 뇌졸중은 26.9%이었다. 하지만 보험회사의 특약사항은 뇌경색(허혈성 뇌졸중)은 보험금 지급에 해당되지 않으며, 단지 뇌출혈(출혈성 뇌졸중)의 경우에만 보험금을 지급한다. 이런 자세한 사항을 모르는 가입자는 심장 및 뇌혈관 질환에 대한 특약에 가입한 후 암과 더불어 심장과 뇌에 대한 주요 질병에 모두 보장받는다고 생각하나 이건 착각이다. 게다가 이전에 이런 병을 이미 진단받고 치료 중인 환자들과 고령인 분들은 가입하고 싶어도 받아주지 않는다.

또한 보험회사는 신청자가 보험에 가입할 때 생명보험협회 및 손해보험협회로부터 보험 가입자 개인의 질병 정보를 제공 받기 때문에 가입자의 가입 적격 여부를 평가할 수 있다. 하지만 보험회사는 이런 정보를 조회해 보지도 않았다가 가입자가 보험금 지급을 요구하면 그때서야 질환에 대한 사전고지 여부를 따져 사전에 알리지 않았다는 이유로 보험금 지급을 거부하는 경우를 종종 볼 수 있다.[14] 이는 보험회사들이 매출 증대를 위하여 이런 행태를 유지하는 것으로 보인다.

2008년에는 건강보험공단에 대하여 국민의 질병 정보를 요청할 수 있는 보험업법 개정안의 입법추진을 시도한 적이 있다.[15] 이 법안이 통과되었다면 보험사기 색출을 명분으로 공단의 자료를 이용할 수 있게 되어 더욱 쉽게 보험금 지급을 하지 않을 수 있게 된다. 또한 보험 계약 시 보험계약 1년 또는 2년 내에 질병이 발생하면 보험금 지급 비율을 대폭 삭감하는 약정이 있는 보험사도 적지 않다. 더불어 현 질환과 관련하여 기존에 상관된 병을 앓은 적이 있거나 병이 발생할 위험이 높은 경우는 아예 보험가입 자체가 거부된다.

그렇다면 국민이 갖게 되는 의료비에 대한 불안을 해결하려면 어떤 방법이 가장 좋을까? 여러 의견이 제시되고 있지만 현재까지는 보험료를 조금 더 내더라도 국민건강보험을 더 강화하는 것이 가장 합리적인 방법으로 보인다. 그 이유로는 다음과 같은 사실들을 예로 들 수 있다.

첫째, 국민건강보험은 이전 질병의 유무 및 질병에 대한 위험도와 상관없이 가입이 가능하다.

둘째, 질병의 위험도가 아닌 소득에 따른 보험료가 부과되는 구조여서 사회불평등을 완화한다.

셋째, 주주에게로의 배당 및 보험설계사의 수당으로 빠져나가는 돈이 없으며, 국가에서 보조금을 지급하므로 내가 낸 보험료보다 더 많은 혜택을 받을 수 있다(물론 의료기관을 이용하지 않는 건강한 젊은 사람들은 손해이지만 국민 전체로는 이익이라는 뜻이다).

넷째 소득이 없거나 줄어든 노후에도 적은 보험료로 동일한 혜택을 받을 수 있다. 하지만 현재 건강보험이 가지고 있는 주요 문제 중의 하나는 직장인인 경우 소득이 정확히 파악되어 비교적 공정하게 보험료를 내고 있는 데 비하여, 그 이외의 사람들에 대해서는 이들이 가지고 있는 재산이나 배당과 같은 소득에 대하여는 보험료를 내지 않는다는 문제점을 가지고 있다.[16] 지역 건강보험의 경우 이들의 재산을 고려해서 보험료를 산정하는데, 문제는 이들의 소득을 정확하게 파악하기 어렵다는 점이다. 때문에 이에 대하여 지역가입자 및 직장가입자 모두 불만이 높다. 좀 더 합리적이고 공정한 방법으로 보험료를 책정한다면 이에 대한 사회적 합의를 이끌어낼 수 있다고 생각한다.

이와 더불어 현재의 1, 2인실 등의 상급병실료, 특진비, 기타 최신 검사 등에 대한 비급여 항목을 줄여 나가는 것도 중요하다. 최근에 정부에서 특진비 및 비급여 항목에 대한 축소를 준비 중인 것으로 알려져 있어 다행으로 생각한다.[17] 그러면 어느 정도 건강보험료를 올리는 것이 합리적일까? 이에 대하여 구체적으로 알려진 바는 없지만, 2012년 기준으로 건강보험료를 현재보다 약 30% 정도 인상하면 100만 원 상한제, 입원진료 90% 보장, 간병서비스 급여화 등이 가능하다고 한다.[7] 정말로 그럴지 의문이 가기는 하지만 참고할 만하다고 생각된다.

보충형 민간의료보험의 활성화는 건강보험의 취약한 보장성을 보완하는 것이 아니라 오히려 보장성 확대를 가로 막는 장애요인으로 작용할 수 있다. 즉 건강보험은 소득에 따라 소득의 일정액을 무조건 내야 하는 일종의 사회보험 및 공공부조의 성격으로 인하여 젊을 때는 많은 보험비용을 부담하는 반면, 실손의료보험의 경우는 소득과 상관없이 개인의 위험도에 따라 보험금이 부과된다. 따라서 소득이 많은 젊은 때는 적게 내고 소득이 없거나 매우 적은 노후에 가장 비싼 보험료를 부담해야 하는 구조를 가지고 있다. 또한 정말로 의료비 문제로 보험이 필요한 만성 질환자나 장애인 등의 고위험군은 민간보험에 가입조차 할 수 없다. 특히 실손보상과 관련된 보험상품이 본격적으로 판매되면서 민간의료보험 구매자를 중심으로 건강보험 보장성 확대를 반대하는 경제적 동기가 집단적으로 생성되고, 이로 인하여 사회보험의 국민 연대원칙이 깨져 사회 양극화를 초래할 수 있다고 생각한다.

마지막으로, 금융당국은 올해부터 단독 실손보험 판매를 권장하고 있지만 기대만큼 가입자가 증가하지 않고 있다고 한다. 이처럼 단독 실손보험 판매가 부진한 이유는 보험사들이 판매에 적극적이지 않고 무엇보다 보험설계사들에게 돌아가는 수당이 적다는 것을 이유로 들고 있다.다. 한 보험사 관계자는 "설계사가 1만 원짜리 단독 실손 민영의료보험을 팔면 한 달에 800원 정도밖에 떨어지지 않는데 누가 적극적으로 가입을 권유하겠는가?"라고 말했다고 한다. 민간보험회사와 보험설계사들은 계약자의 이익에 앞서 자신의 이익을 우선한다는 자본주의 경제원칙을 다시 한 번 상기하기 바란다. 이와 관련된 사건 하나를 소개한다.[20]

15여 년 전 한 생명보험회사에서 적은 보험료로 요실금 등 여성들의 각종 질병을 보장하는 '여성시대건강보험'을 내놨다. 이 보험은 판매를 시작한 지 2년 정도가 지난 시점에서 판매가 중단되었

다. 그 때까지 200만 건이 넘는 판매실적을 올리는 듯 히트를 쳤
다. 하지만 그 1년 후에 이 보험 개발에 관여했던 임원 두 명이 동
시에 사임하였다. 그리고 판매 개시 이후 15년 가까이 지난 지금
해당 생명보험회사는 이 보험으로 인해 위기를 맞으면서 계약자에
게 책임을 전가하는 비도덕적인 행위를 하고 있다는 주장이 제기
되었다.

'여성시대건강보장보험'의 보장 내용 중 핵심은 요실금 수술 시 보
험금 500만원 지급이다. 해당 생명보험회사가 요실금에 대한 수술
급부를 개발할 당시만 해도 여성의 요실금 수술은 전신마취 및 수
술 시간도 2시간 이상 걸리는 비교적 큰 수술이었고 수술비용도
상당해서 환자들도 요실금 증세가 아주 심하지 않으면 받지 않는
수술이었다. 하지만 의료기술의 발달로 수술이 국소마취 후 간단
한 시술법으로 바뀜에 따라 수술비용도 줄었고 이로 인하여 수술
환자가 급증하였다. 또한 이 시술은 2006년부터 건강보험까지 적
용되어 환자 부담금이 줄자 보험금 지급은 기하급수적으로 늘었
다. 이로 인하여 해당 생명보험회사의 요실금 수술 보험금 지급액
은 2005년 800억 원에서 2010년 1700억 원까지 치솟았다.

문제는 여성에게 요실금 유병율(병자 수를 인구에 대하여 나타낸 비율)을
40% 정도로 생각하면 지출이 3조원까지 나갈 수 있다는 판단이
되자 해당 생명보험회사는 다음과 같은 방법을 동원한다.

첫째, 보험설계사에게 요실금 급부가 있는 여성시대보험을 적극
적으로 해약시킬 것을 강요하거나 다른 상품으로 전환하도록 유도
한다.

둘째, 보험계약자에게 요실금 수술 장면을 교육용 자료로 보여주면서 공포감을 조성하고 요실금 수술보험금을 지급할 경우 설계사 평가에 감점을 줘 보험금 신청을 막는다.

셋째, 요실금 수술을 받고 보험금을 요청한 보험계약자에게는 이쁘니 수술(질성형술)을 받은 것이 아니냐는 등의 수치심을 자극하여, 보험금 신청과 지급을 거부한다.

넷째, 의사에게도 책임을 전가하여 의사의 진단서를 거부하거나 환자의 프라이버시를 침해할 수 있는 과거진료기록 등을 요구한다.

위와 같은 사례에서 보듯, 민간보험회사는 철저하게 자신의 이익을 우선하는 집단이라는 사실을 염두에 두어야 할 것이다.

참고

갑상선암은 갑상선 초음파 검사에서 우연히 결절이 발견되는 경우가 흔하다. 일반적으로 갑상선 결절 모양이 크고 형태가 악성이 의심이 되면 미세침흡인검사 등의 정밀검사를 시행하지만, 크기가 작고 모양이 양성종양에 가까우면 경과를 보면서 추적관찰을 권하게 된다. 하지만 건강검진에서 우연히 결절이 발견된 상태에서 암보험을 가입하는 경우 청약서 고지사항 란에 갑상선 결절이 있다는 사실을 적어 보험회사에게 알려야 한다. 가입자들은 의사가 걱정할 것이 없다고 하여 질병이나 진단으로 생각하지 않아 알리지 않는 경우, 청약서상 알려야 할 진단이 아니라고 생각할 수 있다. 또 텔레마케터 방식으로 가입하는 경우 전화상 이전 병력에 대하여 묻는 것이 고지사항인지 잘 몰라서, 그리고 보험모집인이나 보험회사 직원이 고지하지 않아도 된다는 등 여러 가지 이유가 있을 수 있다. 그런데 건강검진에서 갑상선 결절이 있다고 들었다는 것을 보험가입 시 알리지 않는 경우 대부분의 보험회사는 이때 가입자의 고지의무위반을 주장하면서 암보험 계약을 해지하고 암보험금 지급을 거절하게 된다. 물론 이제까지 낸 보험료도 반환해 주지 않는다.

제10장

국민건강보험과 공공병원
그 현재와 미래

국민건강보험

건강보험이란 질병이나 부상으로 인한 고액의 진료비로 가계가 파탄되는 것을 막기 위한 사회보장제도의 하나로서 갑자기 생긴 거액의 의료비 부담을 해소할 수 있는 위험분산의 효과와 더불어 사회적 연대와 사회통합을 이루는 데 이바지한다. 건강보험은 각 개인의 질병에 걸릴 위험도에 따라 보험료가 책정되지 않고, 개인의 경제적 능력에 따라 보험료가 책정되기 때문에 경제적으로 취약한 계층에게 경제적 부담을 줄여주는 소득재분배 기능도 수행하고 있다.

세계의 의료보장제도는 각국의 문화와 전통을 배경으로 각각 다른 형태를 보이고 있으나 크게 국민보건서비스방식(NHS), 사회보험방식(NHI) 및 민간보험방식의 3가지로 분류한다.[1] 우리나라의 건강보험은 전 국민을 당연적용 대상자로 하는 사회보험방식이다. 의료기관은 공공 및 민간이 소유하고, 의료재정은 건강보험료 및 국가가 지원하는 형식으로 환자는 본인부담금 및 보험적용이 되지 않는 부문을 본인이 전액 부담하여야 한다. 이에 비하여 영국, 스웨덴, 이탈리아 등은 국민보건서비스방식으로 모든 의료기관은 공공소유 개념이며, 의료재정은 일반세금으로 운영된다. 진료비 및 처방비는 무료지만 일부 약제비는 환자가 부담하는 방식이다. 이에 비하여 미국은 민간보험방식을 취하고 있다.

우리나라의 경우 과거 1960년대에는 의료기관 수도 적고 진료의 질도 좋지 못하였으며 진료비도 비싸 중병에 걸리면 논 팔고 집 팔고 소까지 팔아야 되는 상황이 흔하였다. 이에 상당수의 환자가 비싼 치료비 때문에 제때에 치료를 받지 못하고 민간요법에 의지하거나 치료를 포기하는 경우도 많았다.[2] 이에 건강보험제도의 필요성이 대두되기 시작하였다.

건강보험제도는 1966년 의료보험법이 제정되었지만 재정적인 문제로 시행은 보류되었다가 1977년 500인 이상의 고용사업장 근로자를 대상으로 직장의료보험이 시작되었다. 1988년부터 5인 이상의 사업장까지 확대 실시되었고 이와 더불어 농어촌 건강보험이 시작되었다. 1989년부터는 도시지역 자영업자에게도 보험급여를 실시함으로써 전국민 의료보험이 실시되었다. 1998년 지역의료보험과 공무원·교직원 의료보험관리공단을 통합하였고, 2000년에 직장건강보험 및 지역건강보험이 통합되어 국민건강보험공단이 건강보험을 통합관리하기 시작하였다.[2] 최근 2008년부터는 고령이나 노인성 질병을 지원하기 위한 노인장기요양보험제도가 시행되고 있다.[3]

건강보험제도가 도입된 이래 30여 년간 획기적인 성과가 있었다. 현재 건강보험료율은 5.89%[4]로 일본, 독일, 프랑스 등의 OECD국가에 비하여 낮지만, 건강보험이 전국민에게 적용되면서 입원 진료일수가 1977년 가입자 1인당 0.1일에 불과하던 것이 2009년 1.91일로 증가하였고, 외래 진료일수 역시 1977년 0.7일에서 2012년 12.9회로 늘어났다. 기대수명도 1960년 52.4세였지만 2005년도에는 78.5세로 OECD 평균치에 도달하였다. 1970년까지는 영아사망률이 OECD국가의 2배 정도였지만, 2002년 출생 1000명당 5.3명으로 OECD 평균인 6.2명보다 낮게 조사되었다.[5]

건강보험제도는 크게 건강보험과 의료급여로 나눌 수 있다. 건강보험은 2013년 현재 의료급여를 받는 3% 정도를 제외한 전체 인구의 97%가 적용 대상으로 가입자 중 66% 정도는 직장가입자이고 나머지는 지역가입자이다.[6] 직장가입자는 본인이 받는 월급에 소득에 따른 보험료율을 적용하여 나오는 보험금액의 절반은 본인이, 나머지 절반은 사용자가 부담하게 된다. 지역가입자는 소득, 재산, 자동차 등을 객관화하여 보험금을 산출하게 되며 100% 본인이 부담한다. 의료급여는 국민기초생활 보장법 최저생계비 이하인 저소득층에게 지급되는 급여로서 모든 비용을 국가에서 세금으로 충당하게 되어 있다. 2011년 기준 건강보험 수입은 38조원으로 건강보험료 수입이 33조원(87%), 정부지원은 5조원(13%)로 일반회계 4조원, 담배부담금 1조원으로 구성된다.[7]

건강보험제도는 앞으로 해결하여야 할 여러 과제를 안고 있다.

첫째, 우리나라는 저출산, 인구고령화로 인하여 의료 수요는 기하급수적으로 증가할 것으로 기대되는 반면, 성장률이 낮아지고 고령화가 진행됨으로 인하여 건강보험의 수입은 점차 하락하여 적자로 돌아설 가능성이 매우 높다.

둘째, 건강보험의 보험료 납부 기준이 공평하지 않다는 지적이 지속되고 있다.

셋째, 우리나라 전체 진료비 중 건강보험이 부담하는 금액인 건강보험의 보장성도 해결해야 할 문제다. 2012년 기준으로 62%로 OECD 회원국 중에서 하위권에 속하고 있다.[8]

넷째, 병원은 수년간 지속된 물가상승률보다 낮은 보험수가 인상[9]으로 인한 만성적인 저수가를 보전하기 위하여 병동에서 환자들 돌보는 간호사 수를 줄여 의료의 질을 떨어뜨리고 동시에 상급병실료, 특진료, 비급여 검사 등의 비급여 진료를 늘림으로 써 환자의 비용부담이 늘어남에 따라 환자는 점차적으로 의사들을 불신하게 되었다. 의사는 나름대로 악화된 관계로 인한 의료분쟁을 피하기 위해 방어진료를 하게 됨에 따라 불필요한 검사가 늘어나, 사회에서 병원과 의사들이 비윤리적인 집단으로 낙인이 찍혔다.

다섯째, 병원에서 비용 문제로 한 병상을 여러 환자가 같이 나누어 사용함으로 인하여 메르스와 같은 전염성 질환에 취약하게 되었다.

마지막으로 공단운영의 비효율성 문제이다.

우리나라의 건강보험은 위와 같이 해결해야 할 여러 과제를 안고 있고 이에 대하여 논의하자면 책 한 권이 모자를 지경이다. 그 중에서 현재 필자의 관점에서 가장 우려되는 것은 마지막으로 거론된 건강보험의 효율성 문제이다. 최근 TV에서 국민건강보험공단 및 심평원이 공익광고를 내보내고 있고, 전국의 모든 병의원에 매 달 건강보험 잡지를 보낸다. 우리가 지불하는 소중한 건강보험료 로 이런 광고를 하거나 잡지나 만드는 데 낭비되고 있는 것을 보면 감정적으로 화가 나면서 이 조직이 과연 합리적으로 운영되고 있 는지에 대한 우려가 들기도 한다.[10]

동료의사들에게 물어보면 건강보험공단의 운영방식이 매우 비효 율적이라고 생각하고 있으며 건강보험의 운용을 현재의 단일 공공 기관에 맡기는 것보다 차라리 민간 경쟁시장에 맡기면 더 효율적이 지 않을까 하는 의견이 많이 있다. 이는 아마도 공공사업들의 비효 율적인 운영을 보면서 학습이 되었는지도 모른다. 하지만 민간에 위탁 운영하는 것이 현재까지의 연구를 보면 비용이 더 많이 든 다.[11] 그 이유를 쉽게 볼 수 있는 것이 사업비부문이다. 보험 사업을 운영하는 데 발생하는 비용을 건강보험은 관리운영비라고 하고 보 험사는 사업비라고 한다. 관리운영비(사업비)율이란 보험 운영을 위 하여 사용한 비용을 보험료 수입액으로 나누어 백분율로 표시한 것으로 비율이 낮을수록 관리운영비가 적게 들어 보험가입자에게 혜택이 많다는 것을 의미한다.

2005년 건강보험 통계연보(건강보험공단) 및 2005년 보험통계연감 (보험개발원)의 자료에 따른 기준 관리운영비(사업비)율 현황을 살펴보 면 건강보험은 보험료 총수입의 3.9%를 사용한 반면, 생명보험은 23%, 손해보험은 16.9%를 사용하고 있다. 뿐만 아니라 민간보험의 경우 사용하고 남은 돈을 사업비차익이라고 하여 계약자 배당금이나 주주의 이익으로 돌아가게 하는 구조이다. 따라서 민간보험이 효율적이기 때문에 더 가입자에게 이익이 되지 않을 수도 있다는 뜻이다. 하지만 국민건강보험공단이 민간보험회사보다 관리운영비가 낮다고 하여 현재 매우 효율적이라고는 말할 수 없다.[12]

지금이라도 건강보험공단의 운영을 더욱 효율적으로 관리하여야 하며 TV 광고나 매월 발행되는 잡지를 없애고 공단에서 일하고 있는 직원들을 효과적으로 관리하는 등의 불필요하거나 비효율적으로 지출되고 있는 관리비를 줄여야 한다고 생각한다. 또한 공단을 분리하여 경쟁체제를 도입하는 방안도 고려해볼 만할 것으로 생각된다.[14]

공공병원

경상남도가 공공병원인 진주의료원에 대하여 폐업 결정을 함으로써 사회적으로 큰 이슈가 되었다.[14] 진주의료원의 폐업 결정과 그 과정에 대한 찬반여부는 별론으로 하고, 이 사건에서 우리나라 공공병원이 가지고 있는 문제점에 대하여 들여다보기로 하자.

우리나라 의료체계 가장 큰 문제점 중의 하나로 지적되고 있는 것이 전체 의료기관 중 공공의료기관의 비율이 너무 작다는 것이다.[15] 해방 직후인 1949년 공공병상은 전체의 75.1%를 차지하였지만 2007년에는 전체의 10.1%만 차지하고 있다. 민간병상이 384배 늘어나는 동안 공공병상은 14배만 증가하였기 때문이다. 이와 달리 OECD국가 공공병상의 비율이 영국은 95%, 미국 25.8%, 일본 26%이었고, 한국과 1인당 GDP수준이 비슷한 체코 91%, 스페인 74%이었다. 한국보다 경제적 수준이 낮은 멕시코도 65%로 우리나라보다 높았다. 이렇게 공공병상 비율이 낮은 이유는 정부가 초기

비용 및 유지비용도 많이 드는 공공병원에 투자를 하기 보다 의료수가 및 여러 인센티브를 통하여 민간의 의료기관에 대한 투자를 지원하였기 때문이다. 그나마 현재 운영되고 있는 공공병원들도 대다수가 민간병원과의 경쟁력 상실 및 방만하고 비효율적 운영으로 인하여 적자가 쌓여가고 있다.[16]

공공병원의 방만하고 비효율적 운영 원인의 하나로서 거론되는 것은 조직 운영에 대한 강한 책임감을 갖고 병원에 오랫동안 근무하면서 현실을 개혁하려는 의료진이 부족하다는 점이다. 병원에 의욕적인 의료진이 들어와 조직분위기를 바꾸려고 하더라도 현재 근무 중인 직원들은 이를 의도적으로 무시하거나 방해를 하는 등의 경우를 종종 볼 수 있다.[17] 이런 암묵적 때로는 공개적인 저항은 의욕적이고 변화를 시도하려는 의료진을 사직시키거나 오히려 이런 분위기에 동화되게 만들었다. 결과적으로 공공병원의 의료서비스 질은 지속적으로 악화되어 갔다.

이러한 모습은 고객에게도 다를 바 없다. 필자의 경우도 외래나 병원 로비에서 공공병원 직원들이 환자 및 보호자들에게 성의 없이 말하거나 함부로 대하는 경우를 자주 보곤 하였다. 민간의료기관의 경우 환자나 보호자로부터 병원 직원에 불만이나 불친절에 대하여 항의가 들어오는 경우 그 직원에 대하여 이를 인사행정에 반영하지만 공공병원의 경우는 그렇지 않으므로 고객관리에 신경을 거의 쓰지 않는다.

또한 의사에 대한 처우도 문제이다. 공공병원들이 대학교수와 같은 사회적 명예나 지위가 보장되지 않으면서 상대적으로 낮은 급여 수준으로 인하여 다른 병원으로 자주 이직하는 경우도 많이 볼 수 있다. 이렇게 진료를 담당하는 의사는 자주 바뀌고 환자 간호의 질 및 환자들의 의료서비스 질에 대한 만족도는 떨어지다 보니 건강보험 환자들은 물론 의료급여 환자들도 공공병원을 꺼리게 되고, 이로 인하여 공공병원의 적자는 확대되고 있는 것이 현재의 상황이다.[18] 공공병원을 한번 이용해 보시면 현재의 상황을 느낄 수 있을 것으로 생각한다.

민간병원은 적자가 지속되면 망하는 수밖에 없으므로 생존을 위하여 모든 역량을 소위 돈 되는 분야에 집중하게 되어 있다. 하지만 산부인과 분만실, 노숙인(행려환자)에 대한 치료 및 응급환자에 대한 진료와 같이 민간병원이 수지타산이 맞지 않아 꺼리는 분야에 의료서비스를 유지하여야 하지만 국가에서 운영하고 있는 공공병원조차도 그렇지 못한 경우가 많다.[19] 우리나라 지방정부에서 운영하는 지방의료원의 경우 대부분 적자이기 때문이다.

2011년 전국 34개 지방의료원 중 28개 병원이 적자이었고, 적자액은 모두 484억 원으로 평균 적자액은 14억 원이다.[20] 문제는 공공병원이 제 역할을 못함에도 불구하고 인건비 비중은 민간병원보다 높고 효율성도 떨어진다는 것이다. 이는 공공병원 직원들은 공무원 또는 공기업 신분이기 때문에 효율적인 인사관리 및 적극적인 구조조정을 하기 어렵기 때문이다.[18] 한 공공병원에서는 입원병동에서 일하며 환자들을 돌보는 간호사는 턱없이 부족한 데 비하여 병동을 관리하는 수간호사를 두 명씩 두는 웃지 못할 경우가 있다는 이야기도 들은 바 있다. 병원은 인건비 부담으로 인하여 낡은 시설과 장비에 대한 재투자는 꿈도 못 꾸고 우수 의료인력들도 지속적으로 민간병원으로 빠져나가고 있어 민간병원과의 의료서비스 격차는 해소되지 않고 있다.

앞으로 국민건강보험과 공공병원은 국민의 건강증진을 위하여 서로의 머리를 맞대고 시스템을 유지하면서 의료서비스를 개선하는 노력이 필요할 것으로 생각된다. 국민들도 관심을 가지고 지켜보고 애정 어린 충고와 질책을 보내는 것이 필요하다. 특히 공공병원은 뼈를 깎는 혁신이 필요한 시기다. 어떻게 해야 국민들에게 신뢰와 사랑을 받을 수 있을까에 대하여 고민을 하지 않으면 공공병원은 점점 더 사라질 지도 모르는 일이기 때문이다.

보건소

최근에 들어서는 1차 의료기관인 의원과 보건소와도 서로 다툼이 잦아지고 있다.[21] 보건소나 보건지소의 설립 목적은 경제적으로 민간의료기관을 이용하기 어려운 의료급여 또는 차상위 계층을 대상으로 하거나, 민간의료기관이 수익을 내기 어려운 외진 지역에서 의료서비스를 제공하고 지역의 질병을 예방하는 것이다.[23] 하지만 요즘 들어 보건소가 이런 본연의 기능보다는 직접 일반환자를 대상으로 진료를 시행하는 방식으로 전환되고 있다. 이는 아마도 시장이나 군수가 선거로 선출되면서 가장 손쉽게 할 수 있는 일이기 때문에 많은 자치구에서 보건소를 확장하고 있는 것으로 보인다.

문제는 이런 상황에서 보건소가 인근 의원들과 경쟁관계가 되고 있다는 점이다. 이것이 공정한 경쟁관계를 갖는다면 공공병원과 민간병원이 경쟁하는 것처럼 볼 수도 있겠지만 이는 시작단계에서부터 불공정하다. 즉 일반 의원의 경우 전체 진료비의 30%를 환자에게 본인부담금으로 받게 되어 있고, 이 본인부담금은 의원 마음대로 안 받거나 줄이게 되면 불법적인 환자유인행위로 규정하고 있어 의료법 위반으로 처벌을 받게 되어 있다. 하지만 보건소는 구청장의 사전승인이란 예외조항을 근거로 모든 65세 이상 노인환자들에게 본인부담금을 면제하거나 감면해 줄 뿐 아니라 보건소 처방으로 약을 약국에서 조제한 경우 그 약제비의 본인 부담금도 지원해주고 있다.

일반 병의원은 자기가 낸 세금으로 보조금을 받는 공공기관과 불공정한 경쟁을 하고 있는 것이다. 만약 자치단체가 같은 경쟁을 시키려고 한다면 환자들에게 일반 의원처럼 같은 자기부담금을 받던지, 아니면 개인 의원에게 보건소와의 차액에 대한 같은 보조금을 주면서 경쟁을 시켜야 한다.

제11장

월남전 참전, 고엽제와 현재

사례

61세 남자 환자가 어느 날 외래로 방문하였다. 환자는 전형적인 협심증(심장을 먹여 살리는 동맥을 관상동맥이라고 하는데 이 관상동맥이 좁아져서 생기는 질환으로 주로 가슴을 쥐어짜는 듯한 증상으로 내원함)의 증세를 호소하고 있지는 않으나 정밀 검사를 원하여 다음날 관상동맥 조영술(관상동맥에 조영제를 주입하여 관상동맥이 좁아져 있는지를 확인하는 검사)을 시행할 계획으로 입원하였다. 환자는 입원 면담에서 무조건 관상동맥 스텐트 삽입술(관상동맥에 좁아진 부위가 있으면 좁아진 부위에 스텐트라는 인공구조물을 삽입하여 좁아진 부위를 강제적으로 넓히는 치료법으로 협심증 및 심근경색에 일반적으로 사용되고 있는 치료법임)을 해달라는 이상한 부탁을 하였다. 다음날 시행한 관상동맥 조영술에서 관상동맥에 좁아진 부위가 있었지만 심하지 않아 환자에게 약물치료를 우선적으로 할 것을 권유하였다. 환자는 갑자기 실망한 얼굴을 보이며 다시 한 번 스텐트 삽입을 해 달라고 우겼다. 환자에게 그럴 수 없다고 설명하고 검사는 종료하였고 약물치료를 시작하기로 하고 퇴원하였다.
퇴원후 환자는 외래에 방문하였고 자초지종을 물어보니 자신은 젊었을 때 월남전에 참전하였는데 심장혈관에 스텐트 삽입술을 시행 받으면 고엽제 관련 대상자가 되어 국가에서 혜택을 받을 수 있다고 하였다

고엽제

고엽제란 베트남 전쟁 당시 미군이 적군의 은둔지와 무기 비밀 수송로로 이용되어 온 정글을 없애고 아군의 시야를 확보하기 위하여 사용한 제초제이다. 1960년에서 1971년까지 베트남 국토의 15%에 해당되는 60만 에이커의 광범위한 지역에 총 2,000만 갤런 정도가 살포되었다.[1] 고엽제의 성분은 2,4-dichlorophenoxyacetic acid(2,4-D)와 2,4,5-trichlorophenoxyacetic acid(2, 4, 5-T)를 1대 1로 혼합한 화합물이며 이 중 1%는 TCDD(2, 3, 7, 8-tetracholorodibenzo-p-dioxin)로 구성되어 있는데, 이것이 다이옥신으로 고엽제를 만드는 화학적 과정에서 불순물로 생성된 것이다.[2] 고엽제는 초기에는 보라색 용기에 담아 사용해 왔으나 보라색 용제의 휘발성 문제 때문에 사용을 중단하였고 이후 오렌지색 용제로 대체 사용되었다.[3] 고엽제의 별명인 에이전트 오렌지(agent orange)라는 이름은 고엽제가 담겨져 있는 드럼통에 쉽게 식별할 수 있도록 오렌지 색깔

띠를 둘렀다고 하여 붙여졌다고 한다.[4] 몇 년 전에 히트를 친 봉준호 감독의 '괴물'이라는 영화에서 에이전트 옐로우(agent yellow)란 이름으로 이를 패러디하였다.

고엽제에 함유된 다이옥신은 다이옥신의 여러 이성체 중 가장 독성이 강하고 반감기가 7.1년~11.3년으로, 일단 체내로 들어올 경우에 체외로 배설되지 않고 체내에 축적됨으로써 장기적으로 각종 암, 피부질환, 간과 갑상선 문제, 면역계, 당대사 및 순환기계 합병증을 발생시키는 것으로 알려져 있다.[2] 하지만 베트남 전쟁 당시에는 고엽제로 인한 피해나 합병증은 알려지지 않은 상태였다. 그래서 비행기로 공중 살포할 때에는 고엽제에 맞으면 모기에 물리지 않는다고 고엽제가 쏟아지는 곳을 쫓아다니면서 조금이라도 더 맞으려고 하기도 했고, 부대 주변에서 제초작업을 하는 병사들은 고엽제 가루를 철모에 담아서 맨손으로 뿌리기도 하였다고 한다. 작전기간 중에는 흐르는 물을 수통에 담아서 소독약을 넣어 마시는 것이 당시에는 일반적이었으므로 고엽제가 살포된 상당수 베트남 지역에서 작전을 시행하였던 한국군의 상당수가 고엽제에 직간접적으로 노출되었을 것으로 생각되고 있다.[5]

고엽제로 인한 부작용은 1969년도 사이공의 한 일간지가 고엽제 살포지역에서 출산 이상의 증가에 관한 연재를 시작하면서 드러났다. 미국에서는 1969년 11월 한 학회에서 1966년 이후 선천청 구개 파열이 급증하고 있으며, 살포지역의 기형아 출산율과 같은 출산 이상이 급증하였고, 살포지역이 비살포 지역에 비하여 다이옥신에 심각하게 오염되어 있음을 보고하였다. 1972년 스톡홀름에서 열

린 유엔환경계획에서 고엽제 살포가 주요의제가 되었고 미국에서는 베트남기형아 출산증가를 포함한 방대한 보고서가 제출되었다. 1969년에 고엽제가 다이옥신의 일종인 TCDD를 포함하고 있다는 사실이 학계에 처음 보고되었고 1979년에 독성학 전문연구자들에 의하여 TCDD가 치명적 독성이 있다고 알려지게 되어 1979년 미 환경청은 고엽제 사용을 전면적으로 금지하였다.[6] 미국에서는 베트남전 참전 이후 참전군인들에게 제초제 살포로 인한 인체의 건강장애가 보고되기 시작하여 1978년부터는 월남전 미참전재향군인들에게 발생한 질병이 고엽제 노출로 인한 후유증 및 합병증인 것으로 판단되자 고엽제 제조사에 소송을 제기하였고 강력한 항의시위를 벌이는 등 사회적 문제로 발전되기 시작하였다.[7]

우리나라의 경우 미국에서 고엽제에 관련된 여러 절차가 진행되었음에도 불구하고 철저하게 보도가 통제되었다. 참전군인들은 베트남 풍토병이라는 원인 모를 질병에 시달리다가 사망하는 경우로 취급되었다. 한국사회에서는 초기에 그들이 베트남에서 윤리적으로 부끄러운 짓을 하다가 고약한 국제 매독에 걸려 죽는다고 그들의 도덕성을 비난하기도 하였다고 한다.[1] 그러다가 1991년 호주의 교민을 통해 고엽제로 인한 피해보상이 알려졌고[8], 1992년 3월 모 신문에서 고엽제와 관련된 내용을 집중 보도하여 사회 문제화되었다.[9] 한국 정부는 미국의 고엽제에 대한 연구발표를 근거로 1993년에 고엽제 특별법을 제정하여 고엽제 노출과 관련된 여러 합병증을 고엽제 후유증, 후유의증, 고엽제후유증 2세 환자로 구분하여 월남전 참전군인들에게 진료 및 보상 등의 지원정책을 시행하고 있다. 한편 국내 비무장지대에도 1967년부터 1970년까지 고엽제를 살포하였다는 것이 확인되어 2000년 2월부터 이에 대하여도 지원을 하게 되었다.[10] 한국 정부는 한국인의 체형과 의식에 맞는 근거를 마련하기 위하여 4차 역학조사를 실시하였고 이에 버거씨 병, 만성 골수성 백혈병을 추가적으로 고엽제 후유증으로 인정받게 되었다.[1]

고엽제 치료 및 보상

2015년 2월 현재 고엽제 후유증으로 50,723명, 후유의증으로 89,206명으로 보훈처에서 인정받아 월남전 참전군인 중 상당수가 고엽제로 인한 합병증으로 고생하고 있음을 알 수 있다.

고엽제합병증은 질병에 따라 고엽제 후유증 및 후유의증, 고엽제 후유증 2세 환자 질병 등으로 분류한다. 고엽제 후유증은 역학조사를 통하여 고엽제와의 원인적 연관성이 밝혀진 질병을 말하며 질병합병증의 중한 정도에 따라 1급에서 7급까지 분류하고 있다.[1] 고엽제 후유의증이란 역학조사 결과 고엽제와의 원인적 연관성이 아직까지 밝혀진 질병은 아니지만, 관련성이 있을 것으로 판단되는 질병의 합병증의 중한 정도에 따라 경도, 중등도, 고도 장애로 분류한다[1]. 이는 미국이나 호주 등 외국에서는 인정하고 있지 않으나 우리나라에서 고엽제 관련 법규 제정 시 미국에서 인정하고 있는 보상기준만으로는 수혜 인원이 극히 제한적이어서 월남전 참전자에게 진료혜택만이라도 주기 위해 도입된 제도이다.

장애의 중한 정도를 분류하는 이유는 국가에서 지급되는 보상금이 다르기 때문으로 2013년 현재 고엽제 후유의증의 경우 중한 정도에 따라 매월 38만 원에서 80만 원 정도가 지급된다. 후유증 2세의 경우 89만 원에서 140만 원 정도를 받을 수 있는 반면, 고엽제후유증으로 인정받는 경우 국가 유공자인 상이군경으로 등록되어 장애 정도에 따라 36만 원에서 242만 원까지 차등 지급된다.[11] 이 외에도 대상자의 자녀는 중고등학교 및 대학교의 공납금이 면제되고 자동차를 구입할 때 등록세, 취득세, 자동차세 등의 지방세가 면제되고 LPG차를 살 수 있게 된다.[1]

허혈성 심장질환의 경우 고엽제와의 관련성이 명확하지 않아 후유의증으로 분류되어 오다가 2009년에 미국 'The institute of Medicine of the National Academy of Science(미국국립과학아카데미 산하기관 의학협회)'의 〈월남전 참전군인과 고엽제〉에서 허혈성 심장질환이 고엽제와 관련된 합병증으로 명확하지는 않지만 관련성이 있다고 보고하였고 이에 따라 미국에서는 2010년부터 허혈성 심장질환에 대하여 고엽제후유증으로 인정받기 시작하였다.[12] 우리나라에서도 2011년부터 허혈성 심장질환이 기존의 고엽제 후유의증에서 후유증으로 격상되었다.

고엽제 피해자 보상에서 가장 문제가 되는 것은 질환의 중증도(장애 정도)에 따라 보상의 정도가 달라진다는 점이고, 그 중에서도 허혈성 심장질환에 관한 내용이다. 이전 고엽제 후유의증이었을 때, 경도장애는 운동부하검사상 양성이거나 관상동맥 조영술상동맥경화에 의하여 관상동맥이 좁아진 정도가 50% 이상인 경우였다. 그리고 중등도장애는 급성심근경색이나 협심증으로 치료적 시술로 관상동맥에 스텐트를 삽입한 경우였다. 고도장애는 심부전(심장 기능이 떨어져 혈액을 잘 짜지 못하는 경우)이 발생하였거나 관상동맥 우회수술을 시행한 경우 등으로 나뉘어 있었다. 그런데 최근에 이 분류기준이 개정되어 심장초음파, 심장 MRI 또는 핵의학 심장단층검사에서 심근허혈을 보여 지속적으로 약물치료가 필요하거나, 관상동맥조영술 또는 CT상 협심증에 해당하는 협착 소견으로 약물치료가 필요한 자는 7급으로, 내과적 중재술(여기서는 관상동맥 조영술에서 스텐트 삽입술 또는 풍선성형술을 의미한다)을 받은 후 약물치료가 필요한 자는 6급으로, 기타 심부전(심장의 수축기능이 떨어진 것을 말함)의 경우 정도에 따라 2~4급 정도로 등급을 받을 수 있다.[13] 미국의 경우 약물치료를 필요로 하는 경우는 10%의 장애를 인정하고, 흉부 X선 촬영 시 심장이 커져 있다면 30%의 장애를 인정받는다. 또한 운동부하검사상 이상소견이 발견되면 더 높은 장애를 인정받아 보상을 받는다는 것이다.[14]

허혈성심질환의 고엽제후유증 대상자 선정이 특히 문제가 되고 있는 것은 병의 중증도를 나눈 기준이 명확하지 않고 치료가 자의적일 수 있다는 것이다. 즉 중증도를 나누는 기준이 환자의 주관적인 증상의 정도나 객관적으로 임상에서 나타나는 정도보다 의사에게 치료받은 정도에 따라(예를 들어 내과적 중재시술 여부) 급수가 나뉘고 보상함에 따라 관련 대상자들이 고엽제 후유증으로 인정받기 위해 협심증 등의 명백한 증상이 없더라도 허혈성 심질환에 대한 검사를 진행한다는 것이다. 급성 심근경색증과 같이 급격히 발생하고 심전도와 혈액검사만으로도 명확히 진단이 가능한 경우도 있지만 안정형 협심증과 같이 증상만으로는 구분하기 어려운 경우가 많다. 이를 보완하기 위하여 여러 심장초음파, 심장 MRI, 또는 핵의학 심장단층검사 등의 특수 검사를 시행하고 여기서 이상소견을 보이는 경우 관상동맥 조영술을 시행하여 확진할 수 있다. 문제가 되는 것은 이런 검사들이 위양성(병이 없는데 양성소견을 보이는 것)을 나타낼 수 있다는 점이다.

허혈성협심증을 확진하는 방법으로 가장 유용하게 사용하고 있는 것이 관상동맥 조영술이다. 관상동맥 조영술이란 심장에 혈액을 공급하고 있는 관상동맥에 직접 조영제를 쏴서 혈관이 좁아져 있는지 여부를 바로 확인할 수 있는 방법으로 비교적 쉽게 시행할 수 있고 빠른 진단이 가능하여 최근에 많이 시행되고 있다. 하지만 이 방법도 완벽한 것은 아니다. 협심증의 증상이 없는 경우에도 관상동맥이 일부 좁아져 있을 수 있는 경우를 종종 볼 수 있기 때문이다.

문제는 일부 월남전 참전 용사들이 고엽제 후유증으로 인정받기 위하여 증상이 없어도 의사들에게 무조건 관상동맥 조영술 등의 검사를 요구하는 경우가 있다는 것이다. 만약 의사가 검사하기를 거부하다면 다른 병원의 의사를 찾아가 관상동맥 조영술을 또 요구한다. 이에 만약 좁아진 부위가 우연히 발견되기라도 한다면 관상동맥 스텐트 삽입술을 요구하는 것이다. 어떤 의사들은 이를 환자들의 절박한 상황을 역으로 악용하여 관련된 증상이 없어도 검사를 원하는 사람들에게 관상동맥 조영술을 시행하고 조금이라도 관상동맥이 좁아진 소견이 관찰되면 무조건 관상동맥 스텐트를 삽입하는 경우가 있었다. 이렇게 하면 의사들은 검사 및 시술료 등 진료비 수입이 증가하므로 이득이다. 이런 경우가 빈번해지자 최근 상이등급 판정이 더욱 까다로워지면서 최근에는 관상동맥 스텐트삽입술을 시행받았더라도 등급을 받지 못하는 경우가 발생하기도 한다.[15] 더욱 문제가 되는 것은 관상동맥 스텐트 삽입 전후로 시술과 관련된 합병증이 생길 수 있고 시술 후에는 관련된 합병증을 예방하기 위하여 항혈전제 등의 약을 평생 복용하여야 하며, 이중 1% 내외에서는 스텐트 시술과 관련된 합병증으로 갑자기 사망할 수 있다는 사실이다.

고엽제 후유증에 대한 올바른 인식

월남전 참전 군인 여러분 및 이후 고엽제와 관련된 후유증으로 고통 받고 있는 환자분들에게 대한민국 국민의 일원으로서 정말로 감사와 경외의 말씀을 드린다. 위에서 말한 예시는 그 전체 중 극히 일부일 뿐이다. 이 글은 월남전 참전 군인 및 고엽제 후유증으로 고통 받는 분들을 비난하고자 하는 것은 아니다. 다만 이런 고엽제 대상자 선정 및 보상에 문제점이 있다는 것과 이점을 악용하는 의사와 고엽제 보상과 관련된 브로커로 인하여 현실이 왜곡되는 사례가 종종 있다는 사실을 말하고 싶었을 뿐이다. 고엽제 후유증으로 인한 질병에 대한 좀 더 정확하고 공정한 기준을 제시하는 것이 혈세의 누출을 막고, 후유증으로 고생하고 계신 분에게는 합리적인 보상을, 그리고 증상이 없어도 피해의식 때문에 필요 없는 검사를 전전하는 현실의 사태를 예방할 수 있다고 생각한다. 마지막으로 고엽제 후유의증이라는 단어는 일반 국민과 고엽제 대상자에게 마치 고엽제 관련 질환으로 나라에서 인정을 받지 못했다는 인상을 줄 수 있다. 이전 TV 한 프로그램에서 고엽제 대상 질환에 대하여 후유의증으로 진단되어 나라로부터 질병에 대하여 인정을 못 받았다고 억울하다고 방송한 것을 본 적이 있다. 후유의증과 같은 단어는 듣기에 따라 혼동을 유발할 가능성이 있으므로 다른 용어나 표현으로 바꾸는 것이 좋을 것으로 생각한다.

제12장

의료사고에 대처하는 법

의료사고와 의료과실

의료사고란 의사의 과실 여부와 관계없이 의료기관에서 환자의 진단, 검사, 치료 등 의료의 전 과정에서 발생하는 인신사고를 뜻한다. 이는 의료기관에서 의료진의 진료행위가 시작된 후부터 발생하여야 하며, 사람이 다치거나 죽는 인신사고이어야 한다는 특징이 있다. 이는 가치중립적인 개념, 즉 의사의 과실 여부와 무관한 개념으로 의료사고가 발생했다고 해서 의사의 과실이 있다고 단정할 수 없는 것이다. 이에 비하여 의료과실이란 법률상의 개념으로 의료진이 환자를 진료하면서 업무상 주의 의무를 게을리하여(과실로 인하여) 환자의 신체나 생명의 악화를 초래한 경우를 말한다. 이는 과실이 있다고 해도 모두 문제가 되는 것은 아니며 과실로 인하여 환자 상태가 악화된 결과를 초래해야 한다는 조건이 붙는다.[21]

의료분쟁

1999년 미국에서는 매년 환자 약 4만4천 명~9만8천여 명이 충분히 피할 수 있는 의료사고로 목숨을 잃는다고 추산하였다. 우리나라의 경우도 매년 약 4천 명~2만7천여 명이 의료사고로 사망하는 것으로 추정되고 있다[7]. 그에 따른 의료소송 건수도 1989년 69건이었던 것이 1998년 500건 이상이 접수되었고 2012년에는 1008건까지 증가하는 등 해마다 증가추세이다[8,9,11]. 앞으로도 의료에 대한 국민의 의식수준이 높아지고 의료기관 이용률이 증가함에 따라 더 늘어날 것으로 예상된다. 과별로는 미국이나 일본과 마찬가지로 우리나라에서도 산부인과와 관련된 경우가 가장 많으며(31%), 진료 유형별로는 수술 및 마취와 관련된 의료분쟁이 34.2%로 가장 많았다.[6]

재판기간(심리기간)도 1심 재판에만 평균 2.6년, 2심판결에는 평균 1.3년이 걸리는 것으로 나와 일반소송보다 길었다.[9] 이처럼 늘어나는 의료소송에서 환자가 승소하는 경우는 일반소송에 비해 낮은 것으로 나타났다. 2008년 민사 1심 소송에서 일반민사사건 인용률(전부승소, 일부승소, 화해 및 조정, 인낙 포함)이 73%인 데 비하여 의료소송의 인용률은 59.8%이었다.[12] 그 주요한 원인은 의료인의 과실을 찾아 입증해야 하는 책임이 환자에게 있기 때문이다. 이는 의료행위가 수술실 등 비공개적인 공간에서 이루어지고, 의학지식 자체가 전문성을 요구하므로 환자들이 의료과실을 입증하기란 어려울 수 밖에 없고, 또한 많은 의료행위가 의료인의 재량으로 인정되는 등 의료행위 자체가 일정한 위험을 가지고 있기 때문이다.

우리나라 의료분쟁의 또 하나의 특징 중 하나가 민사절차보다는 수사기관에 의지하려는 경향이 강하여 형사 고소하는 비율이 민사소송을 제기하는 경우보다 높다고 한다. 실제로 업무상 과실치상 및 과실치사로 형사법으로 처벌받는 경우도 지속적으로 증가하고 있다고 한다.[10] 이는 민사소송을 제기할 때 변호사 선임비, 인지대, 감정 및 검증비용, 증인여비 등 비용이 많이 들어가며 형사소송에서 이기는 경우 형사판결이 유력한 증거가 되어 민사소송에서 유리하기 때문이다. 또한 국민 인식상 의료과실소송은 의사가 일방적으로 유리하다는 불신이 있어, 민사보다는 형사고소를 선호한다. 환자 측의 경우 의사와의 감정대립으로 인하여 경제적 보상보다는 신체적 처벌을 받게 하려고 하는 보복감정과 함께 진료기록부 등 환자에 관한 정보에 접근하기 곤란하므로 수사기관에 호소하여 진료기록부를 확보하고자 하는 것이다.

의료사고가 발생한 경우 관련 의료인에게 무조건 법적 책임이 인정되는 것이 아니라 의료과실이 있었음이 인정되어야만 법적 책임을 지게 된다. 즉 의사가 진찰이나 치료 등의 의료행위를 하는 경우 환자의 위험을 방지하기 위해 최선의 조치를 취할 주의의무를 게을리하여 환자의 생명이나 신체에 피해를 입힌 경우에 한하여 해당의사의 의료과실이 인정되는 것이다. 이는 같은 업무에 종사하는 일반 보통인의 주의의무 정도를 표준으로, 결과를 예견할 수 있고 회피할 수 있었지만 하지 못한 경우에 사고 당시 일반적인 의학 수준과 의료 환경 및 조건, 의료 행위의 특수성을 고려하여 법원이 판단하게 된다.[14] 즉 의사로서 선택할 수 있는 재량에 속하거나, 보통 의사로서 피하기 어려운 오진의 범위에 속하거나, 진료방법이 결과적으로 효과적인 경우나 환자에게 무해한 경우 과실이 인정되지 않는다.[21] 의료 판결은 의료사고에 대한 과실 판단에 있어서 의술적인 과실 여부 및 설명 의무를 위반하지 않았는가를 중점적으로 살핀다.[10] 최근에는 환자가 의사의 과실과 그로 인한 손해 발생 간의 인과관계에 대한 증명이 힘들기 때문에 환자 측에서 부담해야 할 이런 입증 책임의 부담을 상당히 완화시켜주고 있는 추세이다. 하지만 그렇다고 환자 등 피해자에게 모두 유리하게 진행되지는 않는다. 최근 의료소송에서 고도의 개연성을 요구하는 경우가 많고, 환자 측 과실상계비율을 높이고 있으며 이기더라도 적은 위자료밖에 받지 못한다.[10]

의료사고가 발생한 경우 민사적 분쟁을 해결하는 방법으로 법원에서 할 수 있는 민사소송과 법원이 아닌 다른 기관에서 할 수 있는 대체적 분쟁 해결 절차로 분류할 수 있다.[15] 민사소송은 전통적인 민사분쟁 해결 절차로서 법원에서 판결을 받아 과실여부 및 피해액을 결정하며, 법원이 내린 판결은 강제적인 효력을 가진다. 대체적 분쟁 해결 절차로는 한국소비자원의 조정 절차, 그리고 한국의료분쟁조정중재원의 조정 절차 및 중재 절차가 있다. 이때 법률적 용어로서 조정과 중재의 뜻을 알 필요가 있다.

조정이란 제3자가 결정한 조정 사항(한국소비자원 또는 한국의료분쟁조정중재원)에 대하여 피고자(병원 측)와 원고 당사자(환자 측) 쌍방이 동의하거나 동의한 것으로 간주되어야 효력이 발생하는 것을 말하며 재판상 화해와 동일한 효력을 가진다. 이때 재판상 화해란 쌍방의 합의가 성립하여 이를 조서화하면 소송이 종결되며, 이 조서에 기재한 당사자 간의 합의는 확정판결과 동일한 효력이 있다는 뜻이다.

중재란 제3자에 의해 결정된 중재사항에 대하여 양 당사자의 동의 없이 효력이 발생하는 것으로. 재판상 확정판결과 동일한 효력을 지닌다. 따라서 위의 분쟁 해결 절차 중에서 어떤 절차가 자기에게 유리한 것인지를 신중하게 결정해서 선택하여야 한다.

한국소비자원은 소비자의 권익을 증진하고 소비생활의 향상을 도모하며 국민경제의 발전에 이바지하기 위하여 국가에서 설립한 전문기관이다. 의료분쟁이 발생한 경우 소비자(피해자, 환자)가 한국소비자원에 인터넷, 전화 및 우편으로 피해구제를 신청하면 한국소비자원장은 합의를 권고하고, 합의되지 않는 경우 한국소비자원 소비자분쟁조정위원회에 분쟁조정을 신청하게 된다.[16] 소비자분쟁조정위원회에서 결정한 분쟁조정 내용을 당사자에게 통지하면 당사자는 통지를 받은 날부터 15일 이내에 분쟁조정 내용에 대하여 수락 여부를 통보하여야 한다. 조정 결정을 수락하면 조정위원회는 조정조서를 작성한다. 이때 작성된 조정조서는 재판상 화해와 동일한 효력을 지닌다. 주의할 것은 '의사 표시가 없는 경우', '수락한 것으로 간주'된다는 점이다. 만약 조정 결정을 수락하지 않으면 다른 절차적인 방법을 찾아야 한다. 2014년 의료분쟁조정신청사건 806건 중 660건을 조정하였고 이 중 61%인 405건에서 의사의 과실을 인정하여 소비자에게 배상 또는 환급하도록 결정하였고 평균 조정액은 895만 원이었다고 발표하였다.[22]

한국의료분쟁조정중재원(이하 중재원)이란 2012년 '의료사고 피해구제 및 의료분쟁조정 등에 관한 법률(이하 의료분쟁조정법)'에 따라 설립되어, 의료분쟁이 발생하였을 때 중립적으로 신속, 공정하게 판정하고 적정한 배상이 이루어질 수 있게 만들어진 국가기관이다.[17] 사고와 관련된 분쟁 당사자는 중재원을 방문하거나 전화 또는 인터넷을 통해 상담을 받은 후 조정 또는 중재신청을 하게 된다. 분쟁 당사자(환자 측)가 조정신청을 하면 피신청인(병원 측)에게 조정신청서를 송달하여 피신청인이 조정에 응하고자 하는 의사를 통지하면 조정절차가 시작되지만, 피신청인이 조정신청서를 송달 받고 14일 이내에 의사통지를 하지 않으면 조정신청이 각하된다. 이런 경우 다른 절차적인 방법을 찾아야 한다. 만약 양측 모두 조정에 응하고자 하는 의사를 통지하는 경우 조정부에서는 90일 이내에 조정결정을 하고, 조정결정서를 양측에 송달하고 받은 날로부터 15일 이내에 동의 여부를 통보하게 된다. 만약 조정절차 중 쌍방이 합의하여 조정조서가 작성되었거나 조정결정서에 대하여 쌍방이 동의한 경우나 동의한 것으로 간주되는 경우 재판상 화해와 동일한 효력을 가지고 그렇지 않으면 조정이 불성립하게 된다. 중재는 양측에서 의료중재원의 결정에 따르기로 서면으로 합의하여 중재판정에 따르는 방법이다. 중재판정은 재판상 확정판결과 동일한 효력을 가지며 단심으로 종결되고 불복할 수 없다. 만약 조정이나 중재로 인하여 손해배상금이 확정되었음에도 손해배상의무자로부터 배상금을 받지 못하는 경우 의료중재원에 미지급금에 대한 대불(대신 지급)을 청구하면 의료중재원으로부터 먼저 지급을 받을 수 있다.

주의하여야 할 것은 중재원은 2012년 4월 8일 이후 발생한 의료사고만 가능하며 그 이전에 발생한 의료사고는 한국소비자원에서 피해구재 상담을 하여야 한다는 것과 신청인은 조정절차 진행 중에도 피신청인과 합의할 수 있고, 합의한 경우 재판상 화해와 같은 효력을 지닌다. 최근 중재원이 발표한 바에 따르면 2012년부터 2년간 총 2,278건의 조정, 중재 신청서를 접수하였고 피신청인의 동의를 받아 조정이 개시된 조정참여율은 41.4%였는데, 손해배상금액도 500만 원 이하가 66.2%이었고, 500~1000만 원이 13.1%, 1000-2000만 원이 11.3%로 비교적 적은 위자료 비율을 보였다.[19]

위와 같이 대체적 분쟁 해결 절차에 의한 조정 내용에 동의하지 않는 경우, 법원의 소송 절차에 의하여 분쟁을 해결하여야 한다. 조정 절차는 조정 내용에 쌍방이 동의하지 않으면 실효성이 없어, 처음부터 법원에 소송을 제기하는 사례도 많다. 의료과오소송 역시 민사소송법에 따라 일반적인 민사분쟁과 같은 절차에 의하여 진행된다.

의료분쟁 해결 행동수칙

　의료사고란 언제나 갑자기 일어나며, 이는 환자와 의사 모두에게 고통이 아닐 수 없다. 특히 피해를 당하고 나서 아무런 준비도 않은 채 무작정 고소부터 하려는 것은 바보 같은 짓이다. 의료사고가 발생하면 피해자 및 가족은 현재의 상황에 대하여 냉정한 판단과 행동이 필요하며 법무부에서 공개한행동수칙은 다음과 같다.[20]

　첫째, 일반인이 전문가인 의사의 잘못을 밝혀내기는 어려우므로 한국소비자원이나 중재원에 전화나 인터넷으로 먼저 접촉하거나, 변호사 또는 의료사고 피해자 단체를 찾아 상의하는 것이 좋다.

　둘째, 우리나라에서는 유교의 영향으로 부검에 부정적이지만 사인의 원인을 찾는 데 부검이 결정적인 증거가 되는 경우가 많으므로 필요하다고 생각되면 부검을 실시하는 것이 좋다. 부검을 원하는 경우, 경찰서에 변사사건으로 신고를 하면 국립과학수사연구소에서 부검전문 의료인이 나와 부검을 하게 되고, 사인에 대한 종합감정서는 약 15일 후 관할 경찰서로 보내지게 된다.

셋째, 사고 발생 후 해당 의사를 만나 당시의 진료 상황이나 병원의 처치에 대한 설명을 적극적으로 요구하는 것이 좋다. 이때 냉정하게 듣고 메모가 가능한 사람을 동반하거나 대화 내용을 녹음하는 것도 도움이 된다.

넷째, 의료사고 당시 환자의 의무기록을 확보하여야 한다. 환자가 자신에 관한 진료기록을 확보하는 것은 당연한 권리이다. 만약 진료기록을 위변조하거나 은닉, 훼손 또는 제출을 기피하는 경우 입증방해로 인한 과실로 추정하여 입증 책임을 의사에게 전환하고 있다.[10]

다섯째, 의료분쟁을 할 때는 가능하면 소송보다는 합의가 중요하지만 섣부른 합의는 하지 않는 것이 좋다. 의료사고에 대한 합의금이 어느 정도가 적정한지 모르는 상태로 섣불리 민사소송절차를 생략하고 합의한다면 상당한 손해를 볼 수 있기 때문이다.

여섯째, 의사의 입장에서 작성되는 의무기록은 조작 문제가 발생할 수 있기 때문에 환자의 입장에 따른 사고의 진행과정에 대한 경위서가 중요할 수 있다. 따라서 의료사고라고 판단이 되면 환자의 입장에서 최대한의 기억력을 동원해 사고경위서를 작성해 두는 것이 좋다.

일곱째, 의료사고로 인하여 손해가 발생하였다는 것을 안 날부터 3년 이내, 사고가 발생한 지 10년 이내에 소송을 제기해야 하는데 이를 소멸시효라고 한다. 소멸시효가 지나면 보상 받을 권리를 주장할 수 없다. 즉 소송이 기각된다는 뜻이다.

여덟째, 형사상의 고소는 특별한 증거가 없고 입증할 수 없으면 처벌이 어려우므로 자제하는 것이 좋다.

아홉째, 폭력, 폭언, 농성 등의 사용을 자제하는 것이 좋다. 아무리 억울하더라도 폭언이나 폭력을 사용하는 경우 오히려 사고가 발생한 병원에 의해 업무방해, 폭행 등의 민사상 손해배상 청구 및 형사적으로 고소를 역으로 당하기 쉽다.

참고로 의료진의 설명의무에 대해 언급해 두자. 이는 단지 부동문자로 된 동의서에 서명날인을 받는 것만으로는 설명의무를 다한 것으로 인정되지 않으므로 되도록 수기로 후유증이나 다른 치료법에 대한 설명 근거를 남겨야 한다. 환자에게 충분한 설명을 한다는 것은 의사가 하려고 하는 치료 행위의 내용과 효과 및 그에 따른 위험이나 부작용을 환자가 분명히 인식할 수 있도록 해주어야 한다는 것을 의미한다. 또한 동시에 이러한 사실에 대한 인식을 바탕으로 환자에게 절대적인 판단의 자유를 보장해야 한다. 치료방법이 여러 가지인 경우 환자에게도 치료방법을 선택할 권리가 있으므로 그에 대하여 설명하여야 하고, 치료 후 발생할 수 있는 후유증이나 부작용이 중대한 것인 경우 그 가능성이 희박하다 하더라도 설명하여야 한다. 이런 설명은 환자를 기준으로 설명되어야 한다. 이런 설명의무에 대한 입증 책임은 환자가 아닌 의료인에게 있다. 최근의 판례에서도 의료진의 설명 의무가 강화되는 양상을 보이고 있다.

[참고문헌]

제1장 비싼 약이 과연 좋은 약인가

1. 2011년 국민건강영양조사
2. Wright JT, et al. "Major Outcomes in High-Risk Hypertensive Patients Randomized to Angiotensin-Converting Enzyme Inhibitor or Calcium Channel Blocker vs. Diuretic" JAMA 2002 288(23):2981-2997
3. Chobanian AV, et al. JNC 7 hypertension guideline, Hypertension, 2003;42:1206-52
4. James PA, et al. JAMA 2014;311:507-20. JNC 8 hypertensive guideline
5. 2013 ESH/ESC guideline for arterial hypertension. J Hypertens 2013;31;1281-357

6. 2013년 고혈압 진료지침, 대한고혈압학회

7. 2013 ACC/AHA guideline on the treatment of blood cholesterol. Circulation 2013, e-pub

8. 스타틴, 효과없는 사람에 처방 많다. 의협신문, 2007.1.24

9. 더러운 손의 의사들, 제롬 캐시러, 양문출판사, 2008

10. 질병판매학, 레이 모이니헌 & 앨런 커셀스, 알마출판사, 2005

제2장   오리지널, 제네릭, 바이오시밀러?

1. 복제약과 바이오시밀러는 어떤 차이가 있을까, 김우준,
   코리아 헬스로그 www.koreahealthlog.com/?p=13549

2. 리베이트 관행(약 제조원가, 약값의 6%, "제약회사는 절대 안 망해!"),
   시사서울, 2009.11.20

3. 건강보험약가제도의 문제점과 개선방향, 윤희숙, 정책연구시리즈
   2008-01

4. 약가인하 최종결정, 제약사 반발, 소비자 시큰둥, 머니투데이
   2011.10.31

5. 생동성시험 위조한 교수, 벌금형(대구지법), 데일리메디, 2008.7.6

6. 3분기도 일괄 약가인하 여파… 제약사 수익성 더 악화.
   청년의사 2012.12.12

7. 건강보험이 망해가는 이유: 높은 복제약값과 약사조제료,
   안양언론마당, 2010.7.26

8. 일괄 약가인하 3년··· 국내제약사 처방실적 수렁에 빠졌다.
   이데일리 2015.4.15

9. 병원이 당신에게 알려주지 않는 진실, 신재원, 이진한, 리더스북

10. 국내외 제네릭 약가비교 연구용역 결과발표.
    국민건강보험/건강보험심사평가원 보도자료. 2010.5.19

제3장 아스피린, 오메가-3 그리고 약 권하는 사회

1. 심뇌혈관질환 극복을 위한 중장기 연구로드맵 작성,
   질병관리본부, 2012.7

2. 심혈관사망률 비상 2030년 2,360만 건 증가예상,
   메디칼옵저버, 2014.12.24

3. 심뇌혈관질환 종합대책, 질병관리팀. 2006.6.12

4. Ridker PM, et al. A randomized trial of low-dose aspirin in the
   primary prevention of cardiovascular disease in women.
   N Engl J Med. 2005;352:1293-1304

5. Peto R et al. Randomised trial of prophylactic daily aspirin in
   British male doctors. BMJ 1988;296:313-316

6. Ikeda Y, et al. Low-dose aspirin for primary prevention of
   cardiovascular events in Japanese patients 60 years or older
   with atherosclerotic risk factors. JAMA 2014;312:2510-20

7. Weisman SM. Weighing the benefits and risks of aspirin in primary and secondary prevention of ischemic vascular events. Cardiovasc Rev Rep 2004;25:58-65, 2004.

8. Buse JB, et al. American Heart Association; American Diabetes Association. Primary prevention of cardiovascular diseases in people with diabetes mellitus: a scientific statement from the American Heart Association and the American Diabetes Association. Circulation. 2007;115:114-26.

9. Bang HO, et al. Plasma lipid and lipoprotein pattern in Greenlandic west-coast Eskimos. Lancet 1971;Jun 5:1:1143-5

10. 오메가 3의 오해와 진실: 오메가3의 검증된 효능 그리고 부작용, 이웃한의사의 온라인 상담실, 2013.5.12

11. 2014년 연간전망, 건강해져라 대한민국, 유진투자증권, 2013.11.18

12. Kwak SM, et al. Efficacy of omega-3 fatty acid supplements (eicosapentaenoic acid and docosahexaenoic acid) in the secondary prevention of cardiovascular disease: a meta-analysis of randomized, double-blind, placebo-controlled trials. Arch Intern Med 2012;172:686-94

13. www.kbccc.org/Uploads/pdffile/42.pdf

14. 오메가-3 제품 22개 제품 모두 함량, 안전성 기준에 합격점. 한국소비자원, 2013.3.28

15. 야쿠르트 브이푸드 '천연원료비타민' 표기 논란. 식품음료신문, 2010.8.19

16. 지구상에 100% 천연비타민은 없다, 코메디뉴스 2012.12.31

17. 글루코사민과 콘드로이틴 제제는 올바르게 사용되고 있는가.
    한국보건의료연구원 보도자료. 2010.2.5

18. 건강기능식품, 드실 필요 없어요. 단비뉴스 2014.5.20

19. Clegg DO et al. Glucosamine, chondroitin sulfate, and the two
    in combination for painful knee osteoarthritis. N Eng J Med
    2006;354:795-808

20. 골관절염 환자에서 글루코사민의 임상적 효과,
    한국보건의료연구원, 2010

21. 글루코사민, 관절염 예방효과 없다. 한겨레신문, 2012.3.5

22. 식품의약품안전처 건강기능식품 www.foodnara.go.kr/hfoodi/

23. 사망률 높고, 암 위험성 커지고⋯ 효능 커녕 '사람 잡는' 건강기능
    식품. 한겨레신문, 2013.7.16

제4장 의료와 방송, 명의란 무엇인가

1. 병원이 당신에게 알려주지 않는 진실, 신재원.이진한,
   리더스북 2012.11

2. 혈액지문 분석기법'에 의한 암 진단법 개발,
   국립암센터 보도자료 2013.1.8

3. '기사성 광고 VS 광고성 기사' 심포지엄, 대한의사협회, 2012.2.8

4. TV에 의사들 많다 했더니⋯ "400만원 내면 8분 출연",
   머니투데이 2014.11.25

5. 기만의 경제, 바이럴 마케팅 여론조작, 슬로우뉴스 2014.3.28

6. '성형전, 성형후' 홍보사진 금지된다… 병원 바이럴마케팅 전면금지. 조선비즈, 2014.12.25

7. 마케팅 회사가 알려주지 않는 블로그 마케팅 기법.
   m.i-boss.co.kr/.../ed0c28020e4453cee0e2a79e3408
   ca94_40071_6.pdf

8. 파워블로거 한달에 300만원 벌기쉬워요, 한국경제. 2011.7.9

9. 오버추어 홈페이지,
   www.overture.co.kr/09_product/product_1.php

10. 포털업체 검색광고 수입 '짭짤'. 한국경제 2003.10.29

11. 오버추어를 통한 홍보방법. www.homejjang.com/13/Overture.php

12. 의료광고 심의기준, 보건복지부 의료정책팀, 2007.7.19

13. 벼랑 끝에 선 네트워크 병원, 부활가능할까. 조세일보 2014.4.27

14. 네트워크 병원, 가입할까 말까? 청년의사 2003.11.10

15. US news & world report top doctors, health.usnews.com/
    doctors

16. 의협, 홈쇼핑서 건강기능식품 판매하는 의사에 경고.
    청년의사 2014.11.7

17. 의사인가? 쇼호스트인가? '닥터테이너'의 탄생, 더PR, 2014.9.1

18. 비급여 진료비 광고행위와 환자유인, 변창우, 임상내과 2010

제5장 줄기세포, 다빈치, 그리고 신의료기술이란

1. 21세기 의학혁명 줄기세포란 무엇인가? 과학기술부 21세기 프론티어연구개발사업, 세포응용연구사업단, 2008.6

2. 차혁진. 만능줄기세포의 기반세포치료의 부작용인 종양형성 위험성과 대책. 과학과 기술. 2013.10

3. 줄기세포 치료의 허와 실. 오일환. J Korean Med Assoc 2013;56:848-51

4. '줄기세포 치료' 받은 그 소년은 왜 암에 걸렸나? 프레시안 2014.8.25

5. Parfitt T. Russian scientists voice concern over "stem-cell cosmetics". Lancet, 2005;365(9466):1219-20

6. "안전성 검증 먼저" "치료 먼저" 알엔엘발 줄기세포 논란, 주간조선 2013.1.14

7. 알엔엘바이오, 중국 병원과 줄기세포센터 합작설립. 머니투데이 2010.11.3

8. 세계 첫 심근경색 줄기세포치료제 '하티셀그램-AMI' 문답풀이, 중앙일보, 2011.6.27

9. 줄기세포로 흥한 알엔엘바이오 결국 상장폐지. 중앙일보헬스미디어 2013.4.25

10. 줄기세포 화장품의 진실, 과학동아 2010.2

11. 고가의 줄기세포 화장품, 주름. 미백효과 '글쎄' 헬스조선 2014.10.13

12. 500년 전 '융합의 달인' 다빈치처럼… 로봇으로 '미국발 수술혁명' 일으키다. 조선비즈, 2013.5.25

13. '다빈치 로봇' 한국과 미국 의료계를 혼란에 빠뜨리다. 라포르시안, 2013.2.26

14. 미국발 수술쿠데타 '다빈치 로봇' 청년의사 2013.6.19

15. 성낙송, 김선한, 국내 로봇 수술의 현황 및 앞으로의 전망. Journal of Minimally invasive surgery 2014;17:e-pub

16. 한국보건의료원, 전립선암 로봇수술 경제성 분석 연구결과 발표. 한국보건의료원 보도자료. 2015.5.4

17. 한국판 위키피디아. 로봇수술

18. 신의료기술의 현황과 평가, 엄영진, 대한병원협회지, 2010, 11월 12월

제6장 서울에 있는 유명 종합병원, 과연 나에게 맞는 병원일까

1. 2011 지역별 의료이용통계, 국민건강보험공단, 2012

2. 의원 및 병원 및 종합병원의 정의 및 구분방법, 헬스로그, 2011.8.18

3. 2012-2014년 상급종합병원 44개 선정, 보건복지부 보도자료, 2012.12.16

4. 복지부, 상급종합병원 43곳 지정. 아시아경제, 2014.12.22

5. 복지부, 111개 병원 '전문병원'으로 선정. 연합뉴스, 2015.5.25

6. 과잉수술 전문병원 지정취소해야. 헬스포커스 2013.10.14

7. 튼튼병원, 과잉진료 탈법논란 휩싸인 사연추적.
   파이낸셜투데이. 2013.9.10

8. 양,한방 똑똑한 병원이용, 백태선, 전나무숲, 2008

9. 의료생협 가 보니 "우리는 의사랑 수다떤다", 시사인. 2012.6.19

10. 유사의료생협'에 주의하세요, 시사인, 2012.6.19

11. 영리형 의료생협 주의해야, 헬스로그, 2011.8.26

12. 가짜 의료생협'이 환자 등친다. 시사저널, 2013.6.12

13. 환자유인 불법사례 "꼭 기억하세요" 복지부 처분사례 기준제시.
    데일리덴탈 2015.4.7

제7장   의학 연구 참여 시 주의점

1. '고령사회' 정부 예측보다 빨리 온다. 조선일보, 2010.1.21

2. 고령화로 노인의료비 급증… '2060년 건보적자 132조'.
   연합뉴스 2014.10.19

3. 초기 임상 급증 등 세계 5대 임상국가 '발돋움' 약업신문 2013.3.26

4. 임상시험 윤리기준의 이해, 식품의약품안전청, 2005.12

5. 홍성화, 임상연구:현재와 미래. J Korean Med Assoc 2010;53:744

6. 신약개발 임상시험, 위험한 선택인가,
   MBC 시사매거진 2580, 2011.8.29

7. 생명 윤리와 법 개정판, 권복규,김현철,
   이화여자대학교출판부, 2009.2

8. 생명의료윤리, 구영모, 동녘출판사, 2010.8

9. 윤영훈, 이일학. 임상의학 진료, 연구에서의 이해상충,
Korean J Gastroenterology 2012;60:149-54

10. 이해상충, 임상시험윤리 강의록, 고려대학교 구로병원, 2010.11

11. 의학연구의 폐해와 환자의 권리, 김준현,
건강세상네트워크 홈페이지

제8장 건강검진, 비싼 것이 좋은 것일까

1. 건강검진의 개념. www.koonja.co.kr/upload/goods/pdf/18CD
2C6782523596F14466FEF28D6BEC20130306104725.PDF

2. 우리나라 국가검진체계의 실상, 조비룡, 이철민,
J Korean Med Assoc 2011;54:666-669

3. 건강관리서비스 및 u-Healthcare 시장 규모 추계.
한국보건산업진흥원, 2009.3

4. 국가건강검진, 심근경색, 뇌졸중 낮추는데 효과,
연합뉴스, 2015.1.7

5. 여지영, 정형선, 건강검진 수검의 결정요인 및 건강증진행위변화
효과, 보건행정학회지 2012;22:49-64

6. Criteria for appraising the viability, effectiveness and appro-
priateness of a screening programme [Internet]. London: UK
National Screening Committee [cited 2011 Jun 22]. Available
from: http://www.screening.nhs.uk/criteria.

7. 방사선 건강검진의 역설. MK 뉴스, 2014.11.5

8. 과잉땐 방사선 노출 등 부작용 부족하면 조기치료기회 박탈, 김
   양중, 한겨레신문, 2012.3.1

9. 일본 원전 사태에 방사능 피폭증상 관심급증, 500mSv 넘어가면
   위험. 뉴스엔 2011.3.18

10. 보건뉴스, 국민건강보험 건강검진 선진국 검진프로그램보다 우수
    2005.7.12

11. 건강검진에 대한 진실 혹은 오해, 전유선, 월간중앙, 2011.1.1

제9장 민간 의료손실보험이 의료비를 줄여줄까

1. 2011년 사망원인통계, 통계청 보도자료, 2012.9.13

2. 의료서비스산업 고도화와 과제, 삼성경제연구소, 2007.2.8

3. 빨간불 들어온 건강보험재정, 대학신문 2011.4.6

4. 실손 의료보험의 소비자 문제 및 개선방안,
   시장조사국 거래조사팀, 2012.12

5. 실손보험은 거대한 사기극이었나. 이코노미인사이트 2012.10.1

6. 의료보험 절대로 들지마라, 김종명, 이아소, 2012

7. 실손의료보험이 폐지돼야 하는 이유, 김종명, 프레시안, 2012.9.4

8. 김미숙, 보험회사가 당신에게 알려주지 않는 진실, 2009

9. 실손의료보험 가입자가 꼭 알아야 하는 10가지 유의사항,
   손해보험협회 2005.1.19

10. 서서히 사라지는 암보험… 소비자는 어디로?, 이데일리, 2010.8.4

11. 판매 중단 암보험 재개, 신상품 잇따라… 소비자 선택폭 넓어져
    SBS CNBC 2010.11.2

12. 김태원 '남격' 촬영중 위암발견… 극비리 수술. 경향신문 2011.2.27

13. 2005 건강행태 및 만성질환 통계 자료집.
    질병관리본부 만성병 조사팀, 2006.11

14. 보험금을 지급하기 않기 위해 보험회사가 쓰는 수법-보험가입자
    의무 위반… 고지의무와 나머지 세가지 의무.
    파이낸스테크. 2011.2.24

15. '질병정보열람' 보험업법 개정안 논란. 경향신문 2008.11.18

16. 국민건강보험료 부과체계 서둘러 개편해야. 한국일보 2014.7.30

17. 4인 병실 건보 적용… 특진비도 대폭 축소. 세계일보 2014.2.4

18. 월 1,2만원대로 싸다는 단독 실손의료보험 왜 안팔릴까.
    동아일보 2013.2.13

19. 갑상선암과 고지의무 위반, 강형구, 2009.11.6
    bobun.co.kr/board/index.php?document_
    srl=485&mid=bobun1&sort_index=readed_count&order_
    type=desc

20. '요실금보험' 시끄러운 내막, 일요신문, 2007.11.16

제10장 국민건강보험 그 현재와 미래

1. 국민건강보험 홈페이지.

2. 외국의 건강보험제도 비교조사, 국민건강보험공단, 2000.12

3. 국민건강보험 36주년, 성과와 과제, 김춘운, 매일신문, 2013.7.17

4. 건강보험은 복지의 출발이죠. 데일리한국 2013.6.19

5. 4대 중증질환 등 의료보장약속 반드시 이행하겠습니다.
   보건복지부. 국민건강보험

6. 우리나라 건강보험제도 도입 배경과 성과, 문태준,
   의협신문, 2012.12.7

7. 세대당 건강보험료 부담액, 이나라 지표,
   www.index.go.kr/potal/main/EachDtlPageDetail.do?idx_
   cd=1425

8. 이은경, 건강보험 보험료 부과체계 및 재원조달방식 개선방안,
   재정포럼 2012.12

9. 박근혜 또 국민 눈속임. 이대로면 지지율 0이 된다.
   오마이뉴스 2015.2.5

10. 최근 12년간 물가상승률보다 낮은 수가인상률… 뭐가 문제인가.
    라포르시안 2014.1.10

11. 건보공단, 공익광고 예산 편파 집행 공방. 뉴시스 2009.10.12

12. 의료보험 절대로 들지마라, 김종명, 이아소, 2012

13. 수지 악회된 최근 5년, 봉급은 계속올라. 월간조선 2011.6

14. 존재감 없는 공룡공단, 없어도 된다? 청년의사 2014.12.29

15. 103년 역사 진주의료원… 문닫은 홍준표, 뒷짐 진 박근혜.
    한겨레신문 2013.5.29
16. 공공병원 병상 비중 10.4% … 한국, OECD국가 중 꼴찌,
    경향신문, 2013.4.3
17. 진주의료원 폐업 무엇이 문제인가. 헬스포커스 2013.3.4
18. 홍준표가 눈감은 진주의료원 문제의 핵심, '계약직 의사', 박형근,
    프레시안, 2013.7.16
19. 공공병원장 공공병원, 비효율적이다. 헬스포커스 2014.5.17
20. 응급수혈이 필요한 공공병원. 한겨레21. 2012.6.14
21. 2011년 지방의료원 운영진단 및 개선방안 연구,
    국립중앙의료원, 2011.12
22. 보건소 본인부담금 면제의 위법성에 대해, 김종률,
    blog.naver.com/39954/50120350428
23. 복지부 "보건소 진료기능 그대로"… 예방중심 역할 재정립은?
    라포르시안, 2013.6.18

제11장 월남전 참전, 고엽제와 현재

1. 고엽제전우회 홈페이지 www.kaova.or.kr/
2. 강원유 등. 베트남 참전 고엽제 환자에서 심혈관 질환의 발생이 더
   흔한가? 대한내과학회지 2007;73:299-306
3. 나는 고엽제 피해자… 이렇게 될줄 몰랐다. 오마이뉴스 2011.5.23

4. 고엽제 대명사 '에이전트 오렌지'는 어떤 물질? 동아일보 2011.5.27

5. 고엽제란?..."인류 역사상 최고 맹독 물질 중 하나".

   조선일보 2011.5.19

6. 위키백과, 고엽제. ko.wikipedia.org

7. 베트남 개미, 미국감자를 깨물다. 한겨레21 2004.9.8

8. 보수단체 고엽제전우회, '전두환 추징금 징수' 나선이유는?

   민중의소리 2013.6.21

9. 끝나지 않은 전투 '고엽제 후유증' 동아일보 1999.9.2

10. 고엽제후유증환자 보상정책.

   국가기록원홈페이지. www.archives.go.kr

11. 201년도 보훈급여금 등 월지급액,

   국가보훈처홈페이지. www.mpva.go.kr

12. 미국 보훈처 홈페이지. www.publichealth.va.gov/exposures/

   agentorange/conditions/ischemicheartdisease.asp

13. 국가유공자예우법시행규칙개정안(고엽제추가질병상이등급),

   국가보훈법령

14. www.fra.org/AM/Template.cfm?Section=News&CONTENT

   ID=11260&TEMPLATE=/CM/ContentDisplay.cfm

15. 상이등급판정 심사실무. 보훈심사위원회 2014.2

제12장   의료사고에 대처하는 법

1. 탤런트 박주아씨 사망원인 '로봇수술 논란' 한겨레신문 2011.5.18

2. 빈크리스틴 의료사고 재조명… "전공의 과중업무 개선해야",
   헬스코리아뉴스, 2012.8.20

3. 검찰, 배우 박주아 사망 책임 의료진에 무혐의 결론,
   오마이뉴스, 2013.1.3

4. "슬픔은 나로 끝나야 한다 그래서 법 제정에 매달린다",
   주간동아, 2013.7.1

5. 의료윤리와 의료분쟁, 신현호,
   서울아산병원 의학교육연구지원부, 2002

6. 통계로 본 의료분쟁의 실체, 전병남, www.medigate.net

7. 의료과오로 분쟁을 겪을 때의 대처, 권복규, 발표자료
   www.kaim.or.kr/kaim/20120427/13/pdf.pdf

8. 크고 작은 의료분쟁 연간 25,000-30,000건. 노컷뉴스 2012.2.24

9. 의료분쟁 조정법안. 의안 제 161883호

10. 신현호. 최근 의료민사소송의 현황과 절차적 제문제.
    한국의료법학회지 제 18권 제2호

11. 의료사고 소송 계란으로 바위치기? 10번중 7번은 병원 손.
    뉴시스 2014.4.6.

12. 병의원, 의료사고 소송 패소 확률 60% 육박. 데일리팜 2011.1.3.

13. 위키백과, 의료과오소송

14. 대법원판례, 대법원 2008.8.11 2008도3090

15. 2012년 법제전문분야 연수교육 강의자료집,
    서울특별시의사회, 2012

16. 한국소비자원 홈페이지, www.kca.go.kr

17. 한국의료분쟁조정중재원 홈페이지, www.k-medi.or.kr

18. 의료분쟁조정중재제도 활성화를 위한 정책과제와 대책.
    한국보건사회연구원 2012

19. 의료중재원 창립2년, 의료분쟁조정신청 증가.
    한국의료분쟁조정중재원 보도자료. 2014.4.9.

20. blog.daum.net/mojjustice/8703749

21. 의사들을 위한 법률강좌. 전현희, 청년의사, 2004

22. 의료분쟁 조정결정 10건 중 7건 조정성립.
    한국소비자원 보도자료 2015.1.14.